아토피,
당신 탓이 아닙니다

아토피,
당신 탓이 아닙니다

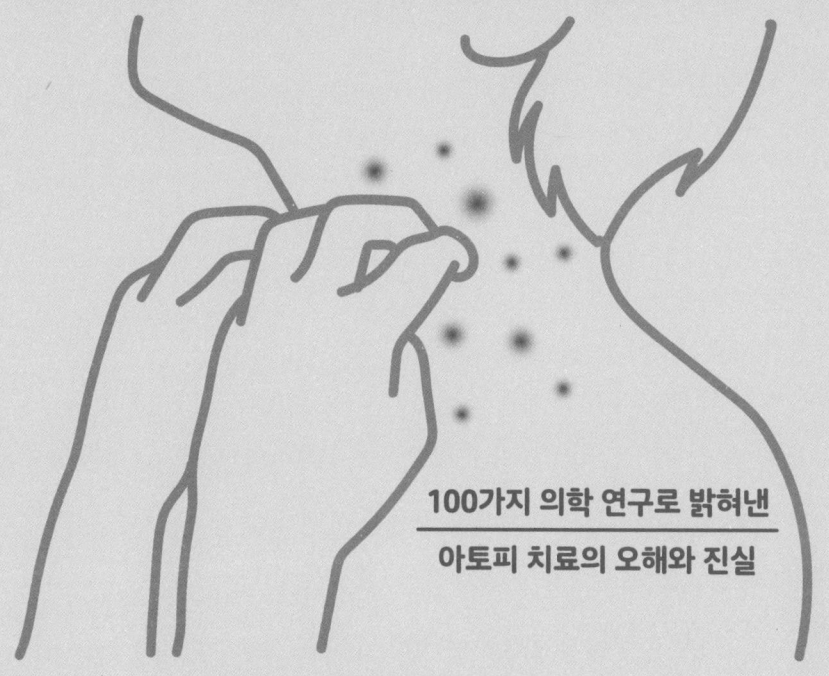

100가지 의학 연구로 밝혀낸
아토피 치료의 오해와 진실

오츠카 아츠시 지음 | **박수현** 옮김 | **현명기** 감수

현익출판

시작하며

아토피에서
가장 빨리 벗어나는 방법

지금 이 책을 손에 든 당신은 아마도 다음과 같은 상황에 놓여 있는 사람이 아닐까 생각한다.

- 습진 때문에 피부과에 다니며 치료 방침을 고민하는 사람
- 어릴 때부터 전신 습진에 시달린 사람
- 스테로이드 외용제를 사용하면서 언젠가는 완치되기를 바라는 사람
- 스테로이드 외용제가 아닌, 민간요법을 선택한 사람
- 자녀가 아토피에 걸려 고민하는 부모
- 소중한 사람이 아토피에 걸려 돕고 싶은 사람

안심해도 좋다. 나는 그 모든 사람을 위해 이 책을 썼다.

"피부가 안 좋네." 주변 사람들의 무심한 한마디에 마음이 무너졌을까?

밤마다 가려움증으로 뒤척이고, 겨우 잠에 들면 긁어 댄 흔적으로 온몸이 상처투성이가 되었을까?

화장을 하거나 피부를 드러내는 일이 두려워지고, 그로 인해 자신감을 잃진 않았을까?

설거지나 빨래만 해도 증상이 심해져 일상이 무너졌을까?

온갖 치료를 다 해 봤지만 나아지지 않아 결국 의료에 대한 믿음조차 버렸을까?

모든 걸 포기하기 전에, 이 책을 읽기 바란다.

나는 지금 절박한 마음으로 이 책을 펼친 당신을 위해 이 글을 썼다.

일본 후생노동성의 데이터에 따르면 일본의 아토피 피부염 환자 수는 51만 3,000명(2023년 한국은 아토피 환자가 97만 6130명)이며, 최근 10년간 계속 늘어나는 추세라고 한다. 초등학생의 10%가 아토피에 걸렸다는 데이터도 있다. 나이와 성별을 불문하고 수많은 사람이 아토피로 고민하고 있다.

"아토피는 생명을 위협하는 병은 아니다."라고 말하기도 한다. 하지만 앞으로 자세히 소개하겠지만 실제로 아토피로 목숨을 잃은 사례도 있다. 설령 목숨까지 위협받지는 않는다고 해도 환자들의 증상과 고민은 다양하며 하나같이 절실하다.

이 책은 서장부터 제3장까지를 '잘못된 치료법'에 관한 이야기에 할애했다. 의학적 근거에 따른 올바른 아토피 치료법은 제4장에서부터 다룬다. 왜 잘못된 치료법을 다루는 데 이렇게 많은 분량을 할애했을까?

의료종사자가 아닌 일반 아토피 환자들이 접하는 정보에는 올바른 정보도 있지만, 잘못된 정보도 넘쳐나기 때문이다. 아토피의 병명은 '기묘한'이라는 뜻을 가진 그리스어 'atopia'에서 비롯되었다. 그만큼 정체를 알기 어려우며, 사실 '아토피'라고 진단하기조차 어려울 때도 있다.

나도는 정보 중에는 아토피의 메커니즘과 치료법에 관해 명백하게 잘못된 이야기들이 정말 많다. 그리고 특히 일반인들을 위한 아토피 치료 관련 서적들은 안타깝게도 그 대부분이 의학적으로 옳지 않은 정보를 바탕으로 쓰여 있다.

왜 아토피 치료를 둘러싸고 이렇게까지 혼란스러워졌을까?
아토피 치료에 관한 정보 중 무엇이 옳으며 무엇이 틀렸을까?
결국 어떻게 해야 아토피가 좋아질까?

그 모든 것에 대해 근거를 대며 하나씩 답하겠다.

나는 피부과 전문의로서 경증, 중증, 남성, 여성, 아이부터 노인까지 수많은 아토피 환자들을 진찰해 왔다. 대학병원, 지방 종합병원, 해외병원 근무를 거치면서 두 눈으로 각 병원의 아토피 치료 현장을 보고, 두 귀로 환자들의 목소리를 들으며 경험을 쌓았다. 아토피 치료에 사력을 다해 시간과 노력을 쏟아 왔다.

더불어 아토피 치료를 위한 신약 개발 연구에 종사해 왔다. 운 좋게도 몇몇 연구는 순조롭게 진행되어 2020년부터 아토피 환자들이 사용할 수 있게 되었다. 지금도 다른 신약을 개발하는 동시에 임상에서 환자를 진료하고 있다.

연간 40회 이상, 거의 매달 의사들을 대상으로 아토피에 관한 강연을 하며 한 사람이라도 더 많은 아토피 환자에게 도움을 줄 수 있도록 1분 1초를 아끼며 일하고 있다. 그렇게 그동안 쌓아 온 아토피에 관한 지식과 경험에 근거하여 이 책을 썼다.

그뿐만이 아니다. 이 책은 의학적으로 신뢰도가 높은 100가지 이상의 연구 결과를 바탕으로 아토피 치료법을 소개한다. 즉 **전 세계에서 시행되는 아토피 치료의 표준**이라고 할 수 있다. 아토피에 관해서는 의학 역사의 최첨단이자 현재 의학적으로 가장 올바르다고 할 수 있는 치료법을 소개하는 책이다.

앞서 이야기했듯이 이 책에는 '치료법'과 '올바른 정보를 구별하는 법'을 전부 담았다. 증상이 가볍든 중증이든 간에 모든 아토피 환자의 목표는 '보습만 하면 깨끗한 피부를 유지할 수 있는 상태가 되는 것'이다. 이 책에서 소개하는 모든 치료법이 궁극적으로 노리는 목표이기도 하다.

당신이 처한 상황에 따라 이 책을 다음과 같이 읽어 보기를 저자로서 제안한다.

만약 당신이 피부과에서 아토피 진단을 받아 치료 방침을 두고 망설이고 있다면, 서장 '피부과 의사가 오랫동안 말하지 못했던 진실'부터 읽었으면 한다.

혹시 당신이 지금 스테로이드 외용제를 사용하여 치료 중이며, 가장 효과적인 스테로이드 사용법과 주의점을 알고 싶다면, 제4장 '스테로이드, 정말 그렇게 나쁠까?'부터 읽어 보길 바란다.

만약 당신이 지금 스테로이드를 사용하지 않는 민간요법을 하고 있지만, 그 치료법을 계속 유지해야 할지 망설이고 있다면, 서장부터 읽되 제4장은 건너뛰기를 바란다.

또한 당신의 가족이나 소중한 사람이 수상한 민간요법을 따르고 있어 어떤 말을 건네야 할지 모르겠으면, 혹은 지인이나 부모가 당신에게 민간요법을 권한다면, 제1장 '아토피 정보, 무엇을 믿어야 할까?'부터 읽었으면 한다.

끝으로 당신에게 고백할 것이 있다.

예전에 나는 아토피 환자의 기분을 이해하지 못하고 일방적으로 정보를 발언하던 적이 있다. 스스로 생각하기를 게을리한 채 권위 있는 사람의 말을 맹신했던 적이 있다. 아토피 치료와 마주하다 심한 비난을 받으면서 괴로워져 도망친 경험도 있다.

미칠 정도로 고민하고 우왕좌왕하며 내 지식과 세상의 상식을 의심했다. 아토피 민간요법에 관한 책과 탈스테로이드에 관한 정보를 모아 철저하게 공부했다. 그리고 다시 한번 아토피 치료와 진심으로 마주한 끝에 지금에 이르렀다.

이 책은 나의 아토피에 관한 지식과 경험, 그리고 피부과 전문의로서의 경력을 모두 쏟아부은 결정체다.

나의 각오를 끌어내고 지지해 준 이들에게 감사한다.

오츠카 아츠시

차례

시작하며 　아토피에서 가장 빨리 벗어나는 방법　　　　　　　　　4

서장　피부과 의사가 오랫동안 말하지 못했던 진실

아토피를 둘러싼 오해와 혼란　　　　　　　　　　　　　　　17
상처 입은 환자의 메일　　　　　　　　　　　　　　　　　　20
탈스테로이드를 선택하는 이유　　　　　　　　　　　　　　23
무작정 환자를 혼내는 의사　　　　　　　　　　　　　　　　24
왜 의사마다 말이 다를까?　　　　　　　　　　　　　　　　25
피해야 할 두 부류의 의사　　　　　　　　　　　　　　　　28
잘난 척하는 의사　　　　　　　　　　　　　　　　　　　　29
눈치가 없는 의사　　　　　　　　　　　　　　　　　　　　31
의료의 한계를 인정하지 않는 의사　　　　　　　　　　　　34
가짜 의학이 퍼지는 이유와 심리　　　　　　　　　　　　　36
의사의 인정 욕구를 충족시키는 가짜 의학　　　　　　　　38
의학 박사라는 직함만으로는 신뢰할 수 없다　　　　　　　40

제1장　아토피 정보, 무엇을 믿어야 할까?

아토피 비즈니스의 실체　　　　　　　　　　　　　　　　　45
당질 제한은 정말 아토피에 효과가 있을까?　　　　　　　48
아토피에 효과가 있는 화장품　　　　　　　　　　　　　　50
상관관계 vs. 인과관계　　　　　　　　　　　　　　　　　56
인과관계에 근거하지 않은 정보　　　　　　　　　　　　　58
건강에 좋을 것만 같은 직감　　　　　　　　　　　　　　　60

악용되기 쉬운 4가지 바이어스	62
의사와 제약 회사의 유착 관계는 음모론이다	66
환자에게 바라는 것	70
바빠서 여유가 없는 환자라면	72
의사와 지식을 겨루려고 하는 사람	73
의료 방임은 아이의 목숨을 위협한다	74
잘못된 정보를 분별하는 방법	75
의학 관련 도서를 살 때 주의할 것	77
명의를 단번에 믿으면 안 되는 이유	79
주치의는 정보의 진실을 알고 있다	80
정보 홍수 시대, 에비던스를 확인할 것	81
가짜 의학이 플라세보 효과를 이용하는 방식	83
수많은 연구를 모아 검증한 '진짜 정보'의 기준	84
신뢰도가 낮은 2가지는 주의할 것	85
전문가의 의견은 에비던스 수준이 가장 낮다	87

제2장 아토피, 병을 제대로 알아야 치료할 수 있다

진단이 다르면 치료법도 다르다	91
자가 진단이 위험한 이유	92
아토피는 목숨을 위협할 수 있다	93
아토피의 주요 원인 3가지	94
뼈의 뒤틀림과 장내 환경 원인설, 어디까지 사실일까?	106
예방 접종을 피해야 할까?	108
금속 알레르기와 아토피의 관계	109

제3장 민간요법, 정말 효과가 있을까?

스스로 치료법을 판단할 수 있다	113
아연과 아토피에 관한 에비던스	115
유산균과 아토피에 관한 에비던스	117
알코올과 아토피에 관한 에비던스	120

담배와 아토피에 관한 에비던스	121
감염병과 아토피에 관한 에비던스	122
비타민D와 아토피에 관한 에비던스	123
제거식과 아토피에 관한 에비던스	124
당질 제한과 아토피에 관한 에비던스	126
수면과 아토피에 관한 에비던스	127
진드기와 아토피에 관한 에비던스	129
스트레스와 아토피에 관한 에비던스	130
비만과 아토피에 관한 에비던스	131
오메가3 지방산과 아토피에 관한 에비던스	132
표백제 목욕 요법에 관한 에비던스	133
한방 치료와 아토피에 관한 에비던스	135
수성 밀폐 요법에 관한 에비던스	136
알레르겐 특이 면역 요법에 관한 에비던스	137
수기 치료, 침, 뜸 치료와 아토피에 관한 에비던스	139
종교·기 치료·물과 아토피	140
플라세보 효과 vs. 노시보 효과	141

제4장 스테로이드, 정말 그렇게 나쁠까?

탈스테로이드 중이라면 꼭 알아야 할 것	145
에비던스가 입증한 치료법	147
의사를 믿을 수 없을 때	149
근육 증강제와는 별개다	150
두려움의 거대한 대가	151
혼란을 부추기는 부작용의 몰이해	152
피부가 검어진다는 잘못된 정보	153
내복과 외용에 따라 다른 부작용	154
경피독이라는 명백한 유언비어	154
스테로이드 외용제의 강도 등급	155
스테로이드의 올바른 용량	158
바르는 기간과 프로액티브 요법	159
목욕 후에 바르면 좋을까?	163

연고, 크림, 로션 중 어떤 제형이 가장 효과적일까?	163
리바운드에 관한 에비던스	165
내성에 관한 에비던스	167
스테로이드 중독과 의존증에 관한 에비던스	168
의존증을 오해하지 않는다	169
스테로이드에 보습제를 섞어도 될까?	171
스테로이드와 보습제 중 어떤 것을 먼저 발라야 할까?	173
스테로이드는 아무리 발라도 괜찮은가?	174
스테로이드의 실제 부작용	175
얼굴에 바를 때는 전문가와 상의하기	177
스테로이드로 인한 피부염	178
무좀에 스테로이드를 발라도 될까?	179
아기에게 스테로이드를 사용해도 될까?	180
임산부나 수유부에게 스테로이드를 사용해도 될까?	181
스테로이드의 올바른 보관 방법	183
제네릭 의약품의 신뢰도	184
'우선은 스테로이드'라고 생각해도 좋다	185

제5장 스테로이드 외의 최신 치료들

보습의 중요성과 제품 선택	191
아토피 예방과 치료에 모두 효과가 있다	193
프로토픽의 특징과 올바른 사용법	198
자외선 치료는 어떤 원리일까?	200
뉴오랄의 특징과 올바른 사용법	201
듀피젠트의 특징과 올바른 사용법	203
앞으로 주목할 대표 신약	205
아토피 관련 검사와 해석 방법	208

제6장 가려움증과의 전쟁, 어떻게 해야 할까?

차게 하면 덜 가렵다	213

가려움증을 억제하는 아토피 약	214
꽃가루 알레르기 시기에 복용하면 좋다	214
항알레르기제는 2세대를 선택하는 것이 좋다	216
크로타미톤은 시험할 가치가 있는 약	218
캡사이신은 가려움증을 억제한다	219
멘톨은 순간적으로 가려움을 억제하는 효과가 있다	220
목욕물 온도는 38~40℃가 적당하다	220
아토피에 걸린 아이를 둔 부모가 고민하는 것	222
제발 "긁으면 안 돼!"라고 하지 마라	224
다른 버릇으로 대체하는 방법	225
최악의 상태를 피하는 데 집중한다	227
사계절 아토피 관리 팁	228
화장품은 지우기 쉬운 것을 고른다	233
기타 생활품 등에 관하여	234

종장 아토피 치료의 미래

의료 시스템의 한계와 개선 방향	239
AI 시대, 치료의 대변화	241
의사와 환자, 사람 대 사람으로 마주하기	242

마치며 당신의 아토피를 고치고 싶다	245
참고 문헌 및 참고 웹사이트	247

피부과 의사가
오랫동안 말하지 못했던 진실

예전에 환자들의 목소리에 귀를 기울이지 않은 채 일방적으로 계속 발언했던 일이 부끄러워졌다. 지금도 아직 겸허하지 못할 때도 있고, 환자들의 기분을 이해하지 못하는 부분도 있다. 다만 지금의 나는 그때보다 더 나은 설명을 할 수 있다. 부디 들어주길 바란다.

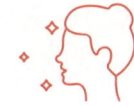

◉ 아토피를 둘러싼 오해와 혼란

나는 지금까지 수많은 아토피 피부염 환자를 진료해 왔다. 경증, 중증, 남성, 여성. 그리고 아이부터 노인까지 많게는 한 달에 거의 1,000명에 이르는 아토피 환자를 만났다.

아토피 환자는 대부분 표준 치료를 통해 좋아진다. 소아 환자는 성인이 되기 전에 거의 완치된다. 설령 완전히 낫지 않더라도 드라이 스킨이라고 불리는 까칠까칠한 피부만 남을 뿐 습진은 일어나지 않는 경우가 많다.

하지만 완치되지 않은 상태로 어른이 되어 아토피로 고생하는 환자들도 분명히 존재한다. 반대로 어렸을 때 피부 트러블이 전혀 없었는데, 어른이 된 후에 아토피가 생기는 사람도 있다. 아토피는 환자에 따라 증상과 경과 모두 다양한 병이다.

아토피는 만성적인 병이어서 좀처럼 나아지지 않는 경우도 많다. 그 과정에서 고민하거나 괴로워하던 환자들이 스테로이드를 이용한 표준 치료를 그만두고 이른바 '민간요법'에 빠지기도 한다.

나는 의사가 된 이후로 줄곧 표준 치료에서 벗어난 환자들이 신경 쓰였다. 실례되는 말일 수도 있지만 그런 사례를 흥미롭게 생각하고 있다. 진심으로, 표준 치료에서 벗어난 환자들과 그들을 둘러싼 환경에 대해 알고 싶다고 생각해 왔다.

지금으로부터 10년도 더 된 오래전의 일이다. **나는 인터넷상에서 익명으로 아토피와 스테로이드 외용제에 관한 정보를 올리는 블로그를 시작했다.** 아토피 환자에게 스테로이드의 안전성을 호소하고 아토피의 병태에 관해 가능한 한 이해하기 쉽게 설명했다. 블로그 순위에서 항상 상위를 차지하며 많은 독자를 얻기도 했다.

하지만 아토피 환자들의 반응은 예상 밖이었다. 나는 많은 아토피 환자에게 몰매를 맞았다. 인터넷 게시판에 나를 욕하기 위한 스레드가 생기고, 글을 올릴 때마다 엄청난 양의 반론이 쏟아졌다.

그 글들을 읽을 때면 마음이 울적해졌다. 인격까지 부정하는 비난을 받을 때마다 상처를 받았고, 너무 심한 댓글에는 화가 나기도 했다. 솔직히 읽기 싫었지만 읽지 않을 수는 없었다.

　의료란 의사가 병을 고치고 싶은 환자를 도와주는 행위다. 본래 의사와 환자는 같은 방향을 향한다. 그러나 의료 현장에서는 종종 환자 대 의사라는 대립 구조가 생기기도 한다. 내가 블로그에서 아토피와 스테로이드에 관해 말할수록 아토피로 고민하며 인터넷으로 정보를 찾던 환자들은 나를 '적'으로 간주했다.
　나 역시도 인터넷 게시판에서 계속 나의 인격을 부정하는 환자들이 좋게 보이지 않았다. 정확히 표현하자면 그런 아토피 환자들이 불편했다. 그래서 나는 인터넷을 떠나 아토피에 관한 정보를 올리는 일에서 완전히 손을 뗐다. 아토피 치료를 둘러싼 혼란 근처에는 얼씬도 하지 않기로 했다.

　그로부터 10년 정도 세월이 흘러 지방 연구회에서 있었던 일이다. 한 피부과 의사가 ==스테로이드 외용제를 사용하는 표준 치료가 아닌 치료법, 이른바 '탈스테로이드'==를 하는 환자에 대해 '좋게 생각하지 않는다'는 취지의 발언을 했다. 좋게 생각하지 않는 정도가 아니라 바보로 취급하는 듯한 말투였다. 잔뜩 화가 난 나는 말을 잘 듣는 환자 외에는 도와줄 생각이 없는 의사의 오만함을 참을 수 없었다.

그러나 화가 나는 동시에 10년 전에 블로그를 그만두었던 내가 완전히 똑같은 짓을 하고 있었음을 깨닫고는 너무나도 부끄러워졌다. 먼저 사과하고 싶다. 예전의 내가 환자들의 목소리에 귀를 기울이지 않은 채 일방적으로 계속 발언했던 일을 무작정 용서해 달라고 말하려는 게 아니다. 지금도 아직 겸허하지 못할 때도 있고, 환자들의 기분을 이해하지 못하는 부분도 있다.

다만 지금은 그때보다 조금 더 나은 설명을 할 수 있다.

부디 겁먹지도 말고, 화내지도 말고, 이 책을 끝까지 읽어 주기를 바란다.

● 상처 입은 환자의 메일

표준 치료를 선택하지 않은 아토피 환자들 한 사람 한 사람에게는 그들만의 이유와 배경이 존재한다. 이리도 당연한 사실을 내가 뼈저리게 느낀 것은 인터넷 게시판에서 두들겨 맞던 10년 전의 어느 날, 아토피 환자에게서 온 메일을 읽었을 때였다.

그 메일의 내용을 일부 수정하여 실었다.

처음 뵙겠습니다. 아토피에 걸린 딸을 둔 엄마입니다.

딸은 아기 때부터 심한 아토피를 앓았고, 현재 고등학교 3학년입니다.

18년 동안 온갖 것을 다 해 봤습니다.

매일 청소 두 번, 침구 건조, 독일제 청소기, 식이요법, 온천, 한방….

이제는 너무나도 지쳤습니다. 저도 딸도 몇 번이나 울었어요.

딸은 초등학생 때 자살 시도도 했습니다.

전혀 낫질 않아 소아과 선생님에게 혼나고, 또 피부과에 가서도 혼났지요.

스테로이드 내복약을 처방받다가 약한 스테로이드로 바꾸면 다시 재발하고, 그게 반복되었어요. 그러다 내과에 가면 또 혼났어요.

그래서 인터넷에서 '○○(사건이 되었던 상품명)'을 발견하고 3년간 사용했습니다. 이 기간에는 안정적이어서 평범하게 학교에도 갈 수 있었습니다.

5월 20일에 ○○에 스테로이드가 들어 있어 판매가 중지된 사실을 알게 되었습니다.

그 후로는 또 예전과 같은 힘든 날들이 이어지고 있습니다.

딸은 입시 공부에도 집중하지 못하고 신뢰할 수 있는 의사 선생님도 없는 상태입니다.

내과와 소아과 선생님은 "될 수 있는 한 스테로이드를 사용하지 않는 편이 좋다."라고 말씀합니다.

피부과 선생님은 "잘 관리하면 괜찮아요. 처음에는 강한 걸 사용하다가 차차 줄여 갑시다."라고 말씀합니다.

하지만 딸의 곁을 지키면서 그렇게 잘 관리되는 일은 본 적이 없습니다.

점점 더 나빠지고, 점점 더 강한 약을 쓰게 됩니다.

저는 어떤 말을 믿어야 할까요?

현재는 비스테로이드만 사용하고 있습니다.

매일 조금씩 나빠지고 있습니다.

딸의 아토피를 치료하려고 최선을 다해 노력했는데도 나아지지 않아 크게 상처 입은 어머니의 마음이 전해진다.

당시 사용하던 메일 주소는 없앴지만, 이 메일은 오랜만에 열어 본 블로그의 임시 저장 글에 남아 있었다. 틀림없이 나는 이 메일에 무책임하게도 "괜찮아요. 분명 좋아질 거예요."라고 답했을 것이다. 의사의 근거 없는 격려나 구체적 방안이 없는 정신론을 들으면 환자는 깊은 상처를 입는다. 나도 분명 이 환자에게 상처를 주는 답을 했을 것이다. 이제라도 사과하고 싶지만, 이제는 이 모녀와 연락을 취할 방법이 없다.

당시 비슷한 메일을 많이 받았다. 이 어머니뿐만 아니라 아토피가 생긴 자녀를 두고 고민하는 부모들은 많다. 이들이 보낸 메일에는 '왜 스테로이드를 사용하지 않게 되었는가'에 대해 쓰여 있었다.

그것이야말로 당시의 내가 알아야 했던 것이자, 이 책에서 가장 먼저 전하고 싶은 것이다. 이어질 내용은 피부과 의사가 알고 있지만 차마 말하지 못했던 것들이다.

● 탈스테로이드를 선택하는 이유

왜 비싼 돈을 내면서까지 탈스테로이드 민간요법으로 빠지게 될까. 그 이유를 알지 못하면 의사와 환자는 영원히 서로를 이해할 수 없다.

"민간요법의 수법이 뛰어나기 때문이다." 그렇게 주장하는 의사도 있다. 확실히 민간요법을 홍보하는 홈페이지는 모두 디자인이 세련되었으며, 창구 담당자들도 대부분 정중하고 상냥하다.

그럼 탈스테로이드를 하는 환자는 처음부터 탈스테로이드나 민간요법을 선택했을까. 답은 '아니오'다. 환자와 그 가족도 처음에는 거의 표준 치료를 하는 일반적인 의사에게 진료받는다. 그러나 어떤 계기가 있어 탈스테로이드나 민간요법으로 빠지게 된다.

==나는 그 계기의 대부분을 차지하는 것이 '의료에 대한 불신'이라고 생각한다.== 여기서 말하는 의료에 대한 불신이란, 현대 의학과 보험이 적용되는 범위 내에서 이루어지는 의료, 구체적으로는 약, 의료기기, 의료제도, 의사를 포함한 의료종사자를 불신하는 상태를 말한다.

=="의사의 말을 믿을 수 없어서 병원에 가지 않게 되었어요."== 그런 말을 종종 듣는다. 환자에게는 흔히 듣는 이야기일 수도 있다. 하지만 의사는 자신의 병원을 더 이상 찾지 않는 사람들의 목소리를 들을 기회가 전혀 없다고 해도 과언이 아니다. 나도 인터넷에 글을 올리지 않았다면 의료에 대한 불신을 토로하는 환자들의 목소리를 들을 기회가 없었을 것이다.

● 무작정 환자를 혼내는 의사

앞의 메일에서도 그랬듯이 의사에게 혼난 적이 있는 사람들이 병원에서 멀어지는 일은 드물지 않다. 분명 처음 보는 환자를 강한 어조로 꾸짖는 의사도 있다. 예를 들면 이런 식으로 말이다.

"어째서 상태가 이 지경으로 심각해질 때까지 내버려 둔 거죠!"

내가 환자 입장에서 같은 말을 들으면 짜증이 나고 화가 치밀 것이다. 다만, 실제로는 진찰실에서 말대꾸할 용기가 없어서 '다시는 이런 병원에 오지 않겠어.'라고 마음속으로만 맹세하고는 조용히 떠날 것이다. 도움을 청하러 병원을 찾아온 환자에게 처음부터 화를 내는 태도를 보이다니, 아무리 생각해도 잘못된 일이다.

왜 환자에게 화를 내는 걸까? 아마도 ==피부 상태가 나쁜 이유를 환자가 제대로 관리하지 않은 탓으로 판단해서==가 아닐까. 하지만 신뢰 관계가 구축되지 않은 상태에서 자세한 이야기도 듣지 않은 채 호통부터 치는 사람의 말을 누가 들으려 하겠는가.

실제로 의사의 고압적인 태도에 마음 상했던 일이 표준 치료에서 벗어난 직접적인 원인인 환자가 적지 않다. 의사에 대한 불신이 탈스테로이드의 원인 중 하나라는 사실은 분명하다.

⊙ 왜 의사마다 말이 다를까?

환자가 의료에 대한 불신을 품게 된 이유를 물으면 많은 사람이 ==" 의사마다 하는 말이 달라서요."==라고 대답한다.

가령 스테로이드 외용제에 대해 한 의사에게 "안전하니 꼬박꼬박 사용하세요."라고 지시를 받은 뒤에 다른 의사에게서 "스테로이드는 무서운 거니까 너무 많이 사용하지 마세요."라고 주의를 받기도 한다. 환자는 어느 쪽이 진실을 말하고 있는지, 어느 의사를 믿어야 할지 판단할 수 없다.

나 역시도 만약 스테로이드에 관한 지식이 없는 상태에서 "스테로이드는 안전해요."라는 말을 믿고 계속 쓰다가 다른 의사에게 "스테로이드는 쓰면 안 돼요."라는 말을 들었다면 첫 번째 의사를 원망할 것 같다.

왜 의사마다 하는 말이 다른가? 주된 이유 중 하나는 의사의 공부 부족이다. 의학 지식은 한 달 만에 배로 늘어난다고도 한다. ==지식을 계속 업데이트하는 노력을 게을리한 의사가 새로운 의료 정보를 부정하는 일도 있다.== 당연히 새로운 것을 배운 의사가 오래된 의료 정보를 부정하기도 한다. 그 결과 환자만 어리둥절해진다. 이 책은 현재까지 밝혀진 지식을 바탕으로 썼다.

환자가 의료에 대한 불신을 품게 만드는 가장 결정적인 말은 바로 이것이다.

"아토피는 낫지 않아요."

이 의사의 한마디 때문에 통원을 그만두는 사람들이 있을 정도로 환자에게는 가혹한 말이다. "아토피는 낫지 않아요." 이 말이 반드시 '아토피는 만성적으로 진행되는 병입니다.'라는 뜻으로 전해진다는 보장은 없다. '저는 아토피를 고칠 실력이 없습니다.'라고 말하는 것처럼도 들리고, 애초에 '저는 당신의 아토피를 고칠 마음이 없습니다.'라는 의미가 담긴 것처럼도 느껴진다.

이는 환자가 어떻게 받아들이는가의 문제만은 아니다. 그렇다면 의사는 왜 그렇게 말할까. 그 이유는 의사마다 '아토피가 낫는다'의 의미를 다르게 받아들이기 때문이다.

사실 스테로이드를 사용하지 않아도 되는 아토피 환자도 많다. 단, 그 환자들 모두가 앞으로 아토피가 재발하지 않을지는 알 수 없다. 따라서 '100% 나았다.' 그렇게 단언할 수 없는 구석도 있다. 이러한 점들을 고려하여 어떤 의사는 "아토피는 낫지 않아요."라고 말하는 것이다.

같은 의사로서 그 마음은 이해된다. 의료는 단정할 수 없는 일이 대부분이다. 오히려 "무조건 낫는다."라고 말할 수 없는 것이 일반적이라고 생각한다. 하지만 "아토피는 낫지 않는다."라는 말은 환자의 희망을 꺾는다.

그리고 의사가 아토피 치료를 '적당한 선'에서 포기하고 마는 일도 있다. 더 좋아지고 싶다고 바라는 환자의 강한 바람에 의사가 응하지 않기도 한다.

의사의 사정이야 어찌 되었든 간에 "아토피는 낫지 않아요."라든가 "포기하세요." 식의 태도를 보이는 의사를 어떤 환자가 따라갈까. 환자로서는 당연히 포기하지 않고 함께 병과 싸워 줄 의사를 찾고 싶다.

그 결과 아토피 환자들이 표준 치료를 떠나 민간요법으로 빠지기도 한다. 이것도 의료에 대한 불신으로 볼 수 있겠다.

○ 피해야 할 두 부류의 의사

환자라면 누구나 좋은 의사에게 진료를 받고 싶어 하고, 또 그렇기에 좋은 의사를 찾는다. 당연한 일이다. 하지만 좋은 의사를 정의 내리기란 어렵다.

일반적으로 실력 좋고 상냥한 의사가 좋은 의사겠지만, '상냥하다'라는 말도 사람마다 받아들이는 방식이 다르다. 모든 일을 정직하고 직설적으로 이야기하는 의사를 상냥하다고 생각하는 사람이 있는가 하면, 완곡하게 추상적으로 이야기하는 의사를 상냥하다고 생각하는 사람도 있다. 그래서 나는 기본적으로 의사와 환자의 관계는 '궁합'이라고 생각한다.

그런데 많은 사람이 공통되게 불편하다고 느끼는 의사가 있다. 그리고 나에게도 불편한 의사들이 있다. 내가 만약 환자라면 '이 사람에게 진료받고 싶다.'라고 생각되는 의사와 '이 사람에게는 진료받고 싶지 않다.'라고 생각되는 의사가 있다. 개인적으로 후자의 유형은 크게 두 가지로 나눌 수 있다고 생각한다.

바로 **잘난 척하는 의사**와 **눈치 없는 의사**다.

두 의사 모두 다른 사람의 기분을 생각하지 않고, 병을 그저 남의 일로만 생각하는 의사다. 이어서 조금 더 자세히 설명하겠다.

○ 잘난 척하는 의사

잘난 척하는 의사에도 두 가지 패턴이 있다. **주변에서 계속 치켜세워서 정말 자신이 대단하다고 착각하고 있는 의사와 너무 바빠서 환자를 상냥하게 대할 여유가 없는 의사**다.
지위가 높은 의사 중에는 전자와 같이 착각하고 있는 유형이 많다. 나도 부교수라는 직함이 붙기 때문에, 나도 모르는 사이에 잘난 척하고 있을 위험성이 있다. 예를 들어 술자리에서 함께 자리한 젊은 의사와 잡담을 나눈다고 하자. 이때 젊은 사람들은 틀림없이 나에게 진심을 말하지 않는다. 우수한 사람일수록 나에게 맞추려고 한다. 그 결과 상대의 배려 덕분에 나는 즐겁게 시간을 보낸다. 나이 차이가 상당히 나는 상대와 진심으로 즐겁게 시간을 보냈다고 생각하는 일이 있었다면, 그것은 상대의 배려를 전혀 눈치채지 못했다는 증거다.

의사의 세계에는 연공서열이 남아 있는 조직도 있다. 젊은 의사는 경력이 높은 의사를 배려하므로 계속 젊은 의사의 말을 그대로 받아들이다 보면 어느새 벌거벗은 임금님 꼴이 되고 만다. 젊은 의사뿐만 아니라 병원에 있는 모든 사람이 의사를 배려한다. 안타깝게도 아직은 의사에게 대놓고 쓴소리하는 사람이 드물다. 상당히 주의하지 않으면 **의사가 스스로를 대단하다고 착각하게 되는 구조가 남아 있다.**

너무 바빠서 환자를 상냥하게 대할 여유가 없는 의사도 많다. 의사에게는 당직 업무가 존재한다. 물론 피부과 의사에게도 당직이 있다. 일상적인 진료가 끝나고 그대로 병원에 남아 응급 상황에 대응한다. 환자가 많아 한숨도 못 자더라도 다음 날은 정상적으로 근무한다.

　나도 20대였을 때 **꼬박 36시간을 일한 적이 몇 번이나 있다.** 당직을 하고 나서 한숨도 못 잔 상태에서 외래를 담당하고, 그대로 저녁에 응급 수술에 들어가기도 했다. 그런 파김치 상태에서 환자에게 진심으로 상냥하게 대하기는 솔직히 어렵다. '여하튼 쉬고 싶다'는 마음이 더 강하다.

　그렇다면 환자는 어떨까? 몸이 아프거나 불안한 마음으로 병원을 찾는 것이니 당연히 마음에 여유가 없을 수밖에 없다. '아, 이 선생님은 피곤한 것 같으니 기분 나쁘게 말해도 어쩔 수 없지.' 그렇게 생각할 수 있는 환자가 얼마나 될까.

　그렇게 서로 막다른 길에 몰린 정신 상태로 마주하는 진찰실에서 신뢰 관계가 생길 리 만무하다. 쉽게 상상되지 않는가.

● 눈치가 없는 의사

　눈치가 없다는 말은 추상적인데, 여기서는 **다른 사람의 기분을 헤아리는 데 서투르다**는 뜻이다. 눈치 없는 의사는 생각보다 많다. 현대의 입시 구조를 생각해 보면, 의사가 되기 위한 가장 큰 조건은 공부를 잘하는 것임을 알 수 있다. 의사가 된 사람들은 대부분 학창 시절에 엘리트였던 사람들이다. 공부를 잘한다는 말이 무슨 의미일까. 그 말인즉슨 암기를 잘하고, 독해력이 있으며, 논리적인 사고를 할 수 있다는 뜻이다. ==타인의 마음을 민감하게 살피는 능력은 전혀 요구되지 않는다.==

그래서 의대에는 환자의 마음을 조금이라도 이해할 수 있도록 재미있게 고안한 수업이 있다. 예를 들어 한 학생이 환자 역할을 맡아 침대에 누우면 의사 역할을 맡은 다른 학생이 나타난다. 의사 역할인 학생이 선 채로 주머니에 손을 찔러 넣고 말을 건네는 패턴과 침대 옆에 걸터앉아 눈높이를 맞추고 말을 건네는 패턴을 체험한다. 그렇게 어느 쪽이 환자로서 덜 불안한지를 실제로 느껴 보는 수업이다.

환자는 침대에 누워 의사를 올려다보는 형태로 대화하면 다소 위축되기 마련이다. 실제로 환자의 입장을 체험함으로써 어떻게 하면 환자가 안심하고 이야기를 들을 수 있는지를 의사가 이해하기 위한 수업이다…, 그렇게 생각했었다. 누구나 똑같이 환자의 마음을 느낄 수 있는 수업이라고 생각했다. 그러나 아무래도 그렇지 않은 모양이다.

일부 의대생은 이 수업의 의미를 이해하지 못한다. 환자 역할을 맡아 침대에 누워 있는 상태에서 계속 서 있는 의사를 봐도 불안해지지 않는다. 오히려 침대 옆에 걸터앉아 환자와 눈높이를 맞추는 데 어색함을 느끼는 학생들이 있다. "의사는 차례차례 순회하면서 환자들을 보기 때문에 서서 대화하는 것이 더 효율적이다." 그렇게 말하는 사람도 있다. 감정이 아닌 합리성을 중시하여 논리가 통하는 행동을 택했을 것이다.

이런 사람에게 "어떻게 느껴졌나요?"라는 질문은 무의미하다. 그 대신 **"눈높이를 맞추고 대화하면 안심하는 환자가 많으니 그렇게 하세요."** 하고 구체적으로 지도해야 한다. 이처럼 인간의 미묘한 마음의 움직임과 변화를 감지하지 못한 채 모든 것을 자신의 이치에 맞는가에 따라 판단하여 행동하는 의사가 어느 정도 존재한다.

가벼운 감기처럼 그냥 놔둬도 일주일이면 나을 병이라면 이런 의사가 있더라도 환자가 곤란할 일은 없을 수도 있다. 그러나 아토피처럼 만성적으로 진행되기 쉬운 질병이나 암과 같이 목숨을 위협하는 질병일 때는 의사소통이 원활하지 않은 의사가 환자에게 깊은 상처를 줄 위험성이 높다.

○ 의료의 한계를 인정하지 않는 의사

의료에는 한계가 있고 의학은 완벽하지 않다. 여전히 고칠 수 없는 병은 수없이 존재한다. 곰곰이 생각해 보면 당연한 일이지만, 의사는 이 전제를 잊어버리기도 한다. 나는 이러한 상황에 대해 수조의 안과 밖의 이미지를 그려 생각한다.

의사는 물이 가득 담긴 수조 안에 있다. 의사 주변에는 항상 물이 있으며, 사방이 물로 채워진 무한한 공간이라고 느낀다. 표준 치료를 하는 의사는 수조 한가운데에 있는 것과 마찬가지다. 밖에서 보면 안과 밖을 가르는 벽이 분명히 존재하는데, 수조 한가운데에 있는 한 벽이 잘 보이지 않아 수조 밖을 의식하기 어렵다.

의학과 의료가 완벽하지 않다고 비판할 필요는 없다. 새로운 사실이 발견되면서 조금씩 수조가 커지고 물이 풍부해진다. 그러나 **어떤 의사는 지금까지 밝혀진 의학적 지식만으로 모든 것을 설명할 수 있다고 믿어 버리고 만다.** 이는 착각일 뿐이지만, 수조 밖 세상을 부정하는 심리는 여기서 비롯된다.

예를 들어 환자가 "말씀하신 대로 했지만 나아지지 않았어요."라고 말했을 때 "그렇지 않아요."라고 대답하는 의사가 있다. **"아파요."라고 호소하는 환자에게 의사가 "그럴 리가 없어요."라고 대답**한 사례도 있다. 농담 같지만 실화다. 그렇게까지 극단적으로 치닫지는 않았지만, 나도 예전에 환자의 말에 '그럴 리가 있나.'라고 생각하던 시기가 있었다. 의사는 그만큼 의료의 한계를 의식하기 어렵다.

아토피를 치료할 때를 생각해 보자. 진심으로 스테로이드를 바르면 반드시 좋아진다고 믿는 의사가 있다. 의학에 절대적인 것은 존재하지 않는다는 사실을 알면서도 막상 치료할 때는 그것을 믿어 버린다.

정말 모든 아토피는 스테로이드를 쓰면 나을까. 낫지 않는다고 호소하는 환자는 모두 거짓말을 하는 것일까. 아토피가 낫지 않는 이유는 환자가 의사의 지시를 지키지 않았기 때문일까.

나는 그렇게 생각하지 않는다. 물론 많은 환자는 스테로이드를 이용한 표준 치료를 통해 아토피가 개선된다. 수조 안 치료만으로도 충분히 대응 가능한 환자가 대부분이라고 생각한다. 하지만 사실 아토피에 대한 표준 치료에도 한계는 있다.

그렇다면 의사는 표준 치료로 대응할 수 없는 환자들을 위해 무엇을 할 수 있을까. '표준 치료로는 아토피가 좋아지지 않는다.' 그렇게 느낀 환자들에게 어떤 선택지를 제공할 수 있을까. 이에 대해 의사들은 끊임없이 생각해야 한다. 여기서부터 현재 올바르다고 말할 수 있는 정보와 잘못된 정보, 잘못된 근거를 이야기하겠다.

◉ 가짜 의학이 퍼지는 이유와 심리

오해가 없도록 몇 번이고 반복해서 말하겠다. 아토피 환자는 대부분 표준 치료를 통해 좋아진다. 하지만 일부 중증 환자는 표준 치료만 해서는 나아지지 않기도 한다. 이처럼 표준 치료만으로는 좋아지지 않는 환자에 대하여 의사들은 충분히 대응하지 못했다. 그리고 그 사실이 아토피 의료에 관련된 문제들을 일으킨 원인 중 하나다. 나는 '표준 치료 이외는 모두 나쁜 것'이라고 단정 지어 버리는 의사가 환자를 민간요법으로 이끄는 요인 중 하나라고 생각한다.

적어도 2018년에 '듀피젠트'라는 신약이 등장하기 전까지는 많은 의사가 마치 수조 밖 세상은 존재하지 않는다는 양 굴었다. 물론 듀피젠트에도 한계는 있다. 잘 듣지 않는 환자도 있으며, 아직 소아에게는 사용할 수 없다. 올바른 사용법에 대해서는 뒤에서 자세히 설명하겠다.

"낫지 않는 것은 당신 탓이다." 그런 말을 계속 들어 온 환자는 표준 치료가 아닌 무언가를 바란다. 그리고 그 무언가를 제공하는 의사가 존재한다. 여기서 복잡한 문제가 생긴다. **환자가 표준 치료가 아닌 무언가를 제공하는 상냥한 의사를 의학적으로 올바른 일**

을 하는 의사라고 착각하게 된다.

가짜 의학을 이야기하는 의사 중 일부는 "가짜 의학을 행하는 의사는 모두 돈벌이가 목적이다."라고 주장하기도 한다. 나는 그렇게 생각하지 않는다. 가짜 의학을 행하는 의사 중에도 아주 적기는 하지만 수조 밖을 보는 사람도 있다. 표준 치료로 잘 낫지 않는 환자를 어떻게든 돕고 싶다는 일념으로 가짜 의학을 권하는 의사도 있다.

그러나 그런 의사들은 대부분 상냥할 뿐 능력이 따르지 않는다. 어떻게든 아토피를 고치고 싶은 환자와 실력이 따르지 않는 의사의 선의가 만나 점점 아토피를 악화시킨다.

아토피라는 병의 성질 역시 문제를 복잡하게 만드는 원인이다. 아토피는 그냥 놔둬도 차도가 있는, 자연 완화가 관찰되기도 하는 질환이다. 우연히 자연 완화가 일어난 타이밍과 가짜 의학을 제공한 타이밍이 겹치면서 의사는 독자적인 치료법에 더 자신감이 붙게 된다.

그렇게 우연히 자연 완화와 시기가 겹친 독자적인 치료법을 의사가 과학적으로 검증하지 않은 채 다른 환자에게도 행하면 많은 환자의 아토피를 악화시킬 가능성이 크다.

⊙ 의사의 인정 욕구를 충족시키는 가짜 의학

어떤 의사는 돈벌이나 의협심이 아닌 다른 이유로 가짜 의학을 권하기도 한다. 자신의 인정 욕구를 충족시키기 위해 가짜 의학을 다루는 경우다. 의사가 교주처럼 행동하고 환자는 신자처럼 가짜 의학을 따른다. 마치 종교와도 같은 의사와 환자의 관계성은 의사가 자신의 인정 욕구를 충족시키고 싶어서 가짜 의학을 행한 증거이기도 하다.

'에이, 아니겠지, 의사가 된 것만으로도 이미 인정 욕구는 충분히 충족되지 않았겠어?' 그렇게 생각할 수도 있다. 확실히 의사는 사회적으로 인정받기 쉬운 직업이며, 병원 내에서는 최상의 존재로 취급된다. 아직도 간호사나 환자에게 호통치는 의사가 있는 데 반해, 의사에게 호통치는 간호사에 대해서는 들어본 적이 없다. 적어도 병원이라는 조직 안에서는 의사가 인정 욕구를 충족시키고 있지 않을까 싶다.

그러나 의사와 의사가 만나면 이야기가 달라진다. 의사로서 경력을 쌓으면 자신보다 우수한 의사가 얼마든지 있다는 사실을 알게 되는 데다 상하 관계도 엄격한 업계다. 특히 대학병원 의국에 속한 의사들은 종종 불합리한 일을 겪기도 한다. 무급 의사 문제와 여성 차별 등 최근 들어서야 겨우 불합리한 대학병원 환경이 표면화되기는 했지만, 여전히 버티지 못하고 의국을 떠나는 의사들도 많다.

더욱이 ==교수가 되고 싶다는 야망을 품었다가 뜻을 이루지 못하고 의국을 떠난 사람의 원한은 깊다.== 학회의 간부가 작성한 가이드라인에 정면으로 반대하면서 자신의 인정 욕구를 충족하는 데 필사적인 의사도 분명 있다.

만약 당신을 진료하는 의사와 의사소통하다가 대학병원 의국이나 표준 치료를 증오하는 듯한 언행이나 분위기가 느껴진다면, 개인적인 원한을 원동력 삼아 잘못된 치료법으로 치닫고 있을 가능성을 떠올리기 바란다. 의사의 비뚤어진 인정 욕구를 충족시키는 데 당신의 건강을 희생해서는 안 된다.

예를 들어 ==" 표준 치료 같은 건 몰라도 돼요." "대학에 소속된 의사가 하는 말 따위는 믿지 마세요." 등 현대 의학의 기초를 부정하는 의사를 주의해야 한다.== 그런 말을 하는 그들을 비롯한 모든 의사가 대학교에서 의학을 배우고 표준 치료를 기초부터 공부한다. 좋은 점도 있고, 개선해야 할 점도 있다고 하는 것이 제대로 된 의견이라고 생각한다. 전부 부정한다는 데는 그러지 않고서는 자신의 기분을 안정시킬 수 없는 개인적인 이유가 있지 않나 싶다.

그렇다고는 해도 가짜 의학으로 이름을 날리고 있는 의사들은 환자를 힘들게 해 놓고 양심의 가책을 느끼지 않을까 하는 의문이 들 수도 있다. 결론부터 말하자면, 가짜 의학에 감사하는 환자가 일정 부분 존재하기 때문에 가짜 의학을 행하는 의사는 인정 욕구가 충족되는 쾌감에 점점 양심의 가책을 느끼지 못하게 된다.

앞서 말한 대로 아토피는 특별한 치료를 하지 않아도 증상이 진정되는 '자연 완화'가 존재하는 질병이다. 표준 치료로 차도를 보이지 않다가 가짜 의료를 받은 타이밍에 우연히 자연 완화가 겹친 환자는 가짜 의료의 열광적인 신자가 되고 만다.

그러나 가짜 의료는 대부분 효과가 좋지 않아 눈앞에서 환자를 괴롭힌다. 그럼에도 불구하고 가짜 의료를 계속할 수 있는 의사는 **'다른 의사가 진료했다면 더 고통스러워했을 것이다.'라는 마음으로 일하는 경우가 많다.** 아토피의 자연 완화는 왜곡된 원한 때문에 가짜 의학을 행하는 의사의 인정 욕구를 정당화한다.

● 의학 박사라는 직함만으로는 신뢰할 수 없다

안타깝게도 직함은 의료 정보를 판단하는 데 참고가 되지 않는다. 특히 '의학 박사'는 천차만별이라는 사실을 알아 두는 것이 좋다.

의학 박사는 보통 대학원을 졸업하고 논문을 써야 받을 수 있는 자격이다. 예를 들어 교토대학교에서는 국제적인 학술지에 자신의 연구 논문이 실리고, 더불어 심사위원인 교수진 앞에서 학위 심사라고 불리는 연구 내용에 관한 질의응답에도 통과해야 한다.

국제 학술지이므로 당연히 연구 내용은 영어로 정리해야 하며, 대발견까지는 아니더라도 유의미한 발견이 요구된다. 게다가 학위 심사에서 질문하는 교수진의 상당수는 노벨상 후보에 이름이 오르는 인물들이며, 실제로 노벨상을 받은 교수도 있다.

그러나 안타깝게도 그렇게까지 고생하지 않고도 의학 박사를 받을 수 있다. 영어로 쓰이지 않은 논문으로도 허가하는 대학교도 있고, 학위 심사가 그다지 엄격하지 않은 곳도 있다. 충분한 훈련을 받지 않고서도 의학 박사를 취득할 수도 있다.

보통 직함에는 어느 대학교에서 학위를 받았는가에 대해 쓰지 않는다. 그래서 노벨상급 발견을 해서 취득한 의학 박사도, 의학적으로 별 의미가 없는 논문을 쓰고 취득한 의학 박사도, 환자에게는 똑같은 의학 박사로 보인다.

따라서 의학 박사가 발언한 의료 정보라고 해서 신뢰할 수 있는가 하면 절대로 그렇지 않으며, 환자 스스로 기준을 가지고 판단해야 한다.

환자가 할 수 있는 일을 한 가지 알려 주겠다. 믿을 만한 의학 박사는 근거가 있는 의학 정보를 바탕으로 환자에게 설명한다. 박사 논문을 쓸 때 출처를 밝히는 것을 상식이라고 배웠기 때문이다. 의사에게는 심술궂은 질문이겠지만, "지금 하신 설명의 근거가 되는 논문을 가르쳐 주시겠어요?"라고 말해 보자. 그 자리에서 바로 대답하기는 어렵더라도 금방 가르쳐 주는 의학 박사는 제대로 훈련을 받았다고 봐도 무방하다. 다만, 출처를 가르쳐 달라는 말은 듣기에 따라서는 당신을 신용하지 않는다는 의미로도 다가온다. "저도 조금 더 공부하고 싶어서 그러는데요…." 등 앞에 말을 붙이는 것이 좋겠다. 매우 유감스러운 일이지만, 출처를 물어도 기분 나빠 하지 않는 의사가 당연한 시대는 아직 도래하지 않았다.

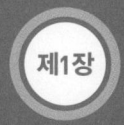

아토피 정보, 무엇을 믿어야 할까?
: 잘못된 치료를 구별하는 방법

환자가 접하는 아토피 치료 정보에는 올바른 치료법만큼이나 잘못된 정보도 많다. 따라서 먼저 잘못된 정보를 판단하는 방법을 알려 주겠다. 올바른 치료법부터 알고 싶다면 제4장부터 읽어도 상관없다.

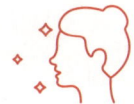

○ 아토피 비즈니스의 실체

아토피 환자를 대상으로 하는 악덕한 민간요법을 흔히 '아토피 비즈니스'라고 한다. 이는 가나자와대학교 피부과학교실의 다케하라 가즈히코 교수가 제창한 말이다. 사회적으로도 몇 차례 문제가 되었던 아토피 비즈니스 사례를 하나 소개하겠다.

2005년 4월 8일

7일 오후 7시경, 일본 오이타현 구스마치의 한 별장에서 아토피 피부염 치료를 위한 식이요법을 하던 고베시 히가시나다구에 사는 27세 여성이 사망했다는 신고가 구스경찰서에 접수되었다.

여성은 3월 하순부터 후쿠오카시에서 치료원을 경영하는 54세 남성의 지도를 받았지만, 160㎝ 정도 되는 키에 약 50㎏였던 체중이 약 2주 만에 40㎏로 줄었다. 구스경찰서에서 8일 동안 부검한 결과, 사체에 별다른 외상 등이 없어 사인을 특정할 수 없었다. 조직 검사 등을 이용하여 특정하는 데는 약 한 달이 걸릴 전망이다.

구스경찰서는 별장에서 진료 기록 카드 등을 압수하고 남성의 진술을 확인하는 등 식이요법과 사망에 인과관계가 없었는지 신중히 조사하고 있다.

조사에 따르면 여성은 체질 개선을 위해 현미와 깨, 채소 주스 등을 먹었다고 한다. 며칠 전부터 몸을 제대로 가누지 못하다가 7일 오후 6시가 넘었을 무렵부터 병세가 악화했다. 남성이 병원으로 옮겼지만 이미 사망한 상태였다. 여성과 함께 식이요법에 참가했던 오이타현에 사는 50세 여성과 후쿠오카현에 사는 54세 여성에게는 이상이 없다고 한다.

1990년대 이후로 아토피 피부염을 둘러싸고 과학적 근거가 희박한 식이요법 등을 이용하는 민간요법이 만연하고 있다. 일본피부과학회는 전문위원회를 구성하여 적정한 스테로이드 외용제 사용 등을 중심으로 한 표준 치료의 중요성을 호소해 왔다.

지금도 식이요법을 이용한 아토피 비즈니스가 많지만, 정말 식이요법이 아토피 치료에 효과가 있는지에 대해서는 결론이 나지 않았다. 일부 식자재는 아토피를 악화시킨다고 보고된 바도 있다. 물론 그 식자재를 먹지 않는다고 해서 반드시 아토피가 호전된다는 보증도 없다.

종종 대중매체에서 식이요법이 화제가 되기도 한다. TV나 서점에서 '○○에 효과가 있는 식사법'이라는 표현을 종종 볼 수 있다. 외래를 찾아온 환자도 "이 병에 좋은 식사법을 가르쳐 주세요."라고 묻는 경우가 많다.

당연히 환자는 자신이 할 수 있는 일은 무엇이든 하고 싶다는 마음이 강하다. 그러나 당뇨병처럼 식사가 직접적인 관련이 있는 질병도 있지만, **아토피와 같은 피부병 중에는 식사와의 관련성이 증명된 것이 거의 없다.**

따라서 암이나 알레르기를 전문으로 표준 치료를 행하는 일반적인 의사는 식이요법을 중요시하지 않는다. 의학적 근거가 부족하기 때문이며, 증명도 안 된 치료법을 모든 환자에게 권장하는 것은 앞서 소개한 사례와 같은 위험이 따르기 때문이다.

◎ 당질 제한은 정말 아토피에 효과가 있을까?

다이어트에서 주목받는 당질 제한은 아토피와 여드름 등 피부 질환에 대한 민간요법으로 이용되기도 한다. 그러나 철저한 당질 제한에는 위험이 따른다. 그 이유를 아주 간단히 설명하겠다.

당질을 지나치게 제한하면 에너지로 쓸 당질이 부족해진다. 그러면 우리 몸은 지방 등을 이용하여 케톤체라는 물질을 생성해서 대체 에너지원으로 사용한다. 따라서 극도의 당질 제한을 하면 케톤체가 대량 생성되어 케톤증이라는 상태를 일으킨다. 케톤증은 메스꺼움이나 복통 등의 증상을 동반한다. 그리고 케톤증이 더 진행되면 케톤산증이라는 상태에 빠진다. 이는 의식장애나 혼수를 일으켜 응급치료가 필요한 위험한 상태다.

단적으로 말하면, 극단적인 당질 제한은 아토피가 낫기는커녕 생명의 위험으로 이어질 수 있다는 말이다.[1] 따라서 환자는 민간요법으로 당질 제한을 지도하는 사람이 케톤증에 대해 알고 있는지, 케톤증을 예방하기 위한 최소 당질 섭취량을 알고 있는지를 확인해야 한다. 식사를 치료의 일환으로 삼는 데는 일정 수준 이상의 의학적 지식이 필요하며 건강에 해를 끼치지 않는 선에서 이루어져야 한다.

더불어 특정 식자재의 과다 섭취도 좋지 않다. 예를 들어 당질 제한을 할 때 에너지원이 되는 **단백질을 지나치게 섭취하면 신장 기능의 저하로 이어진다.** 식자재에 포함된 유효 성분 비율은 대부분 극소량이므로 아주 많은 양을 먹지 않으면 효과를 기대하기 어렵다. 이때 식자재에는 유효 성분 외에도 다른 성분이 함유되어 있기 때문에 함께 섭취할 수 있다.

예를 들면, '레드 와인에 든 폴리페놀 성분이 어떤 병에 효과가 있다.'라는 말에 매일 많은 양의 레드 와인을 계속 마시면 어떻게 될까? 한 연구 결과에 따르면 레드 와인 100ml에 포함된 폴리페놀의 양은 250mg에서 400mg이라고 한다. 폴리페놀을 매일 2,632mg 이상 섭취하면 심장 질환의 예방에 도움이 된다는 연구 결과를 토대로 계산해 보면, 사실상 레드 와인을 매일 1병 정도 마시지 않으면 의미가 없다.[2] **폴리페놀의 양만 생각해서 와인을 대량으로 마시면 당연히 간의 부담과 알코올 중독이 우려된다.**

한편으로 극단적인 식이요법까지는 바라지 않지만, 조금이라도 증상이 개선되는 데 도움이 되는 식사법이 있다면 알고 싶다고 생각하는 환자의 마음도 충분히 이해한다. 그런 사람들을 위해 제3장에 현재 밝혀진 식사와 아토피의 관계에 대해서 자세히 다루겠다.

◉ 아토피에 효과가 있는 화장품

법에는 의약품, 의료기기 등의 유효성 및 안전성의 확보를 목적으로 일명 화장품이나 약 등의 다양한 상품을 '의약품', '의약부외품', '화장품' 등으로 구분하고 있다. 이러한 구분은 광고 규제와의 관계에서 매우 중요하다.

아토피 비즈니스에서는 아토피에 효과가 있는 화장품이라는 말도 흔히 볼 수 있다. 먼저 도쿄도 건강안전연구센터에서 보고한 다음의 내용을 읽어 보기 바란다.

본 센터에서 분석한 미국 수입 화장품 '노아토 NOATO 크림'에서 클로베타솔프로피오네이트가 검출되었습니다. 클로베타솔프로피오네이트는 부신피질호르몬제(스테로이드 호르몬)의 일종이며 의약품 성분이므로 이 제품은 법률을 위반한 셈입니다.

인터넷에서 입소문을 타고 '아토피에 효과가 있다'고 호평받은 이 크림의 홈페이지 광고에는 "100% 천연 성분으로 스테로이드를 사용하지 않아 부작용도 없다."라고 내세우며, 표시에는 배합 성분으로 화장품 원료만 기재되어 있었습니다.

그러나 실제로 사용해 보니 효과가 너무 강하거나, 사용을 중지하자 피부 상태가 이전보다도 나빠졌다는 건강 피해 사례도 나왔습니다.

클로베타솔프로피오네이트는 외용 스테로이드 호르몬 제제로서의 작용이 가장 강함 Strongest* 부류로 분류되는 성분으로, 습진 등 피부 질환에 농도 0.05%로 사용되는 의약품입니다.

더불어 외용 스테로이드 호르몬 제제는 갑자기 사용을 중단하면 피부 증상이 이전보다도 더 악화하는 리바운드 현상을 보인다는 특징이 있습니다. 분석 결과 이 제품 중 클로베타솔프로피오네이트 함량은 0.049%로, 의약품과 유사하게 작용하는 것으로 보이며 이 성분이 건강 피해의 원인 중 하나인 것으로 추정되었습니다. 도쿄도는 신속하게 제조 판매 중지 및 위반 제품 회수를 지시했습니다.

약 3~5년마다 한 번꼴로 '아토피에 효과가 있는 화장품'이라고 내세우는 제품이 사건을 일으키고 있다. 우선 알아 두어야 할 전제가 있다. **화장품이 특정 질병에 효과를 보이는 일은 없다.** 화장품에 포함된 성분은 효과가 약해야만 하기 때문이다. 그리고 **만약 아**

---

* 일반적으로 일본은 5등급, 한국은 7등급으로 나누는데, 해당 성분 농도는 한국에서 말하는 '1등급'에 해당하며 이를 '가장 강함' 또는 '매우 강함'으로 혼용하여 표현한다. 일본에서는 '가장 강함'과 '매우 강함'을 다른 등급으로 구별하므로, 표현이 겹치지 않으면서 뒤따라 오는 영어 표현에도 맞게 옮겼다.

==토피에 효과가 있다고 주장하는 화장품이 정말 효과가 있다면, 그 제품에 스테로이드가 함유되어 있다고 봐도 무방하다.==

위의 사건은 내가 익명으로 블로그를 하던 시기와도 겹쳐서 당시 입수한 실시간 정보를 기억하고 있다. 우선 인터넷에서 아토피에 극적인 효과를 보이는 보습제에 대한 소문이 났다. 효과가 너무 좋아서 '스테로이드가 든 것은 아닌가.' 하고 걱정한 일부 소비자가 도쿄도 건강안전연구센터에 성분 검사를 의뢰하였고, 그 결과 스테로이드가 들어 있는 것으로 판명되었다. 이때 몇몇 피부과 의사에게 "이 크림 이상해요."라고 호소한 환자도 있었던 모양이다. 피부과 의사가 곧바로 해당 센터에 보고하면서 도쿄도에서도 이 제품은 이상하다고 판단하여 검사를 진행했다고 한다.

이 사건에서 소비자들이 속은 포인트 중 하나는 미국에서 수입한 화장품이라는 홍보 문구였다. 실은 이 크림은 미국에서 수입한 것이 맞지만, 원래는 ==중국에서 판매되는 스테로이드 외용제를 미국에서 용기에 옮겨 담았을 뿐이었다==는 사실이 밝혀졌다.

중국을 경유하는 이유는 가장 강한 등급의 스테로이드 클로베타솔프로피오네이트를 중국에서 쉽고 싸게 구할 수 있기 때문이다. 악용되지 않게 상세한 내용은 굳이 언급하지 않겠지만, 내가 인터넷으로 조사한 결과, 클로베타솔프로피오네이트 10g을 6엔

(한화 약 58원)에 구매할 수 있다는 사실을 알았다. 노아토 크림의 정확한 가격은 기억나지 않지만, 용기만 바꿔서 약 5,000엔(한화 약 4만 8,000원) 정도에 팔리고 있었다.

그리고 인터넷상에 올라온 이 상품에 관한 후기는 회사에 관계된, 소위 알바라고 불리는 사람들이 쓴 것으로 판명되었다.

스테로이드 외용제에 대해서는 제4장에서 자세히 설명하겠지만, 효과도 부작용도 있는 약이며, 의사의 지도와 관리하에 올바르게 사용해야 한다. 섣불리 겁먹을 필요는 없지만, 아무 생각 없이 강한 스테로이드를 계속 사용하는 것은 좋지 않다.

즉 아토피에 효과가 있다고 광고하는 화장품은 일단 법률에 위반되는 상품이라는 것을 기억해 두었으면 한다. 의심스러운 화장품이나 크림 등은 제품을 지참하여 피부과 의사와 상담하면 된다. 신고를 통해 향후 다른 환자의 건강 피해를 예방할 수도 있다(우리나라의 경우, 식품의약품안전처 사이트의 식품안전소비자신고에서 가능하다).

지금까지 스테로이드 외용제가 검출된 무승인 무허가 의약품들에 관하여 일본 후생노동성 HP에 공개된 내용을 다음과 같이 정리했다. 그 내용을 살펴보면 검출된 의약품의 성분이 반복적으로 문제가 되고 있음을 알 수 있다.

1. 제품명 : 피염상

제조업자 : 중국합자상해일룡위생재료제조유한공사

판매업자 : 알레르기자연요법연구소 코스모스

성상 : 크림 형태의 외용제

검출된 의약품 성분 : 클로베타솔프로피오네이트 0.047%

(2001년 9월 7일 후쿠오카현 발표)

2. 제품명 : 도원크림, 도원로션

판매업자 : 한보당

검출된 의약품 성분 : 클로베타솔프로피오네이트

(2004년 6월 3일 경시청 발표)

3. 제품명 : 엔젤그레이스 모이스처 크림

제조판매업자 : 주식회사 베르시나

성상 : 크림 형태의 외용제

검출된 의약품 성분 : 베타메타손발레레이트 0.008%

비고 : 해당 제품 외 페어리 스킨, 핀모이스처도 리콜 대상이 되었다.

(2008년 3월 3일 야마나시현 발표)

4. 제품명: 유즈린(보습 크림)

판매업자: 유한회사 퓨어라인

성상: 크림 형태의 외용제

검출된 의약품 성분: 베타메타손발레레이트 0.12~0.23mg/g

(2008년 3월 11일 후쿠이현 발표)

5. 제품명: 뉴 허브 크림(NEW HERB CREAM)

판매업자: CSDCC

(※ 해당 제품은 개인이 인터넷 사이트를 통하여 수입한 것이다.)

성상: 크림 형태의 외용제

검출된 의약품 성분: 플루오시노니드 0.44mg/g

(2008년 6월 27일 나가사키현 발표)

6. 제품명: 허브 로션(HERB Lotion)

판매업자: CSDCC

(※ 해당 제품은 개인이 인터넷 사이트를 통하여 수입한 것이다.)

성상: 로션 형태의 외용제

검출된 의약품 성분: 플루오시노니드 0.15mg/g

(2008년 6월 27일 나가사키현 발표)

7. 제품명 : 아토피 크림(ATOPI CREAM)

판매업자 : CSDCC

(※ 해당 제품은 개인이 인터넷 사이트를 통하여 수입한 것이다.)

성상 : 크림 형태의 외용제

검출된 의약품 성분 : 클로베타솔프로피오네이트 0.48㎎/g, 미코나졸 18.4㎎/g

비고 : 본 제품에서는 항진균제 성분인 미코나졸도 검출되었다. 게다가 웹사이트 CSDCC가 취급하는 제품에 관하여 2008년 6월 27일에도 의약품이 함유된 사실이 보고되었다. (2009년 5월 12일 홋카이도 발표)

○ 상관관계 vs. 인과관계

자, 이번 장의 취지인 가짜 의학에 속지 않기 위한 지식으로서 범용성이 높은 한 가지 개념이 있다. 바로 상관관계와 인과관계는 다르다는 것이다.

우선 다음 글을 읽어 보기 바란다.

남미의 일부 지역에는 아토피 환자가 적은 것으로 나타났다. 조사 결과 이 지역 주민들은 어떤 과일을 먹는 것으로 드러났다. 그 열매의 성분을 추출한 건강보조식품을 먹으면 아토피가 개선된다.

어떤 과일의 성분을 추출한 건강보조식품이 아토피에 좋을 것 같다, 그런 느낌이 든 사람은 주의해야 한다. 그럼 다음 문장은 어떨까?

우쓰노미야 지역에는 아토피 환자가 적은 것으로 나타났다. 조사 결과 이 지역 주민들은 만두라는 음식을 다른 지역에 비해 많이 먹는 것으로 드러났다. 만두 성분을 추출한 건강보조식품을 먹으면 아토피가 개선된다.

'이상하네.' 그렇게 알아차린 사람이 많지 않을까. 우쓰노미야의 만두와 아토피의 관계는 취지를 이해하기 쉽도록 극단적으로 꾸며 낸 이야기지만, 여기서 주목해야 할 점은 **상관관계를 마치 인과관계인 것처럼 소개하면 속기 쉽다**는 것이다.

==상관관계란==, 'A와 B 사이에 관계가 있다'라는 의미다.
==인과관계란==, 'B의 원인은 A다'라는 의미다.
관계가 있다는 것과 원인과 결과라는 것은 전혀 다르다.

만일 어디선가 이 만두 문장을 본다면 '말도 안 돼.' 혹은 '그저 우연일 뿐이겠지.'라고 생각할 것이다. 그러나 여기에 태곳적 옛날, 고대 그리스 시대부터 사용되던 성분이라는 불가사의한 설명이 붙는 순간 상관관계를 인과관계라고 착각해 버리는 사람도 많다. 더 교묘해진다면, 나 역시도 직감적인 판단을 그르칠 것만 같다.

● 인과관계에 근거하지 않은 정보

더욱이 상관관계는 원인과 결과를 반대로 하여 악용될 수 있다. 먼저 다음 문장을 읽어 보기 바란다.

개집 주변에는 개가 있을 확률이 높다.
최근 개집이 늘어나고 있다.
즉, 개가 늘어나는 원인은 개집이 늘어났기 때문이다.

보통은 개가 늘어난 결과 개집이 늘었다고 해석할 것이다. 이 사례에서 개와 개집 사이에는 상관관계가 있지만, 인과관계가 반대로 되어 있다.

'아니, 개집의 품질이 개선되어 개를 키우고 싶은 마음이 드는 사람이 늘어나고, 결과적으로 개를 더 많이 키우게 되었다고도 생각할 수 있지 않을까?' 그렇게 생각하는 사람도 있을 수 있다. 그것은 개를 키우고 싶어지는 심리라는, A도 B도 아닌 C라는 요소가 추가되었을 뿐 A와 B, 즉 개집과 개의 직접적인 인과관계는 없는 셈이다.

이런 설명을 하면 "다양한 가능성을 고려했을 때 인과관계가 전혀 없다고는 단언할 수 없다."라고 하며 반론하는 사람이 있다. 가능성만 따지면 기도만 하면 병이 낫는 일조차 있을 수 있다. 하지만 그것은 의학이 아닌 종교에 속한 세계다. 의학은 과학의 규칙 안에서 발전해 왔다. 의학 지식을 이용하여 치료하는 이상 의학의 개념과 규칙에 따라 논의할 뿐이다. 다른 규칙을 꺼내 들어 논의하는 것은 전혀 의미가 없다.

여하튼 환자는 상관관계와 인과관계를 혼동한 정보에 속기 쉽다. 수상하게 느껴지는 건강 정보를 접했을 때 '여기에는 상관관계가 있을 뿐, 인과관계는 없지 않나?'라는 관점으로 보면 쉽게 속는 일은 없어질 것이다.

◉ 건강에 좋을 것만 같은 직감

나도, 당신도, 사람은 어떤 것에 대해 직감으로 판단해 버리기 쉽다. 일상생활의 모든 상황에서 논리적인 판단을 거듭하기란 어렵다.

캐나다의 심리학자 키스 스타노비치와 리처드 웨스트는 2000년에 인간의 두 가지 사고 체계에 이름을 붙였다. 바로 빠른 사고인 시스템 1과 느린 사고인 시스템 2다.

예를 들어 화가 난 여성의 얼굴 사진을 보면 순식간에 화가 난 것으로 판단할 수 있다. 이는 생각할 새도 없이 판단할 수 있는 시스템 1에 의한 사고다. 한편, 17×24처럼 잠시 생각하지 않으면 답이 나오지 않는 사항에 대해서는 시스템 2에서 차분히 생각한다. 이 빠른 사고인 시스템 1이 종종 우리의 올바른 판단을 흐린다. 그리고 이것을 잘 아는 사람들이 악용하기도 한다. 의학 이외의 예를 들어 보겠다.

내가 유학 시절에 살던 스위스에서는 소매치기를 당해 피해를 본 이야기를 자주 들었다. 그들의 말에 따르면 소매치기 집단 중 한 명은 정장을 차려입고 있어서 언뜻 보기에는 성실한 회사원으로 보인다고 한다. 전철 안에서 정장을 입은 소매치기 집단의 남자가 여행객에게 말을 건다.

"짐을 선반 위에 올려 드릴까요?"
"어, 정말 감사해요."

'친절한 신사군.' 하고 정신을 빼앗긴 사이에 뒤에서 소매치기 동료가 다가와 지갑을 훔쳐 가는 것이다. 그 소매치기 집단은 소매치기 같은 모습과는 반대로 신뢰하기 쉬운 정장 차림을 교묘하게 이용하여 소매치기에 성공한다.

마찬가지로 건강에 좋을 것 같은 음식도 대개는 근거가 없는 것들이다. 예를 들면, **표고버섯 피부염**이 유명하다. '생 표고버섯이 건강에 좋다.' 그렇게 TV 방송이 나간 다음 날, 표고버섯 피부염을 일으킨 많은 환자가 피부과에서 진찰을 받았다. 원인 물질은 특정되지 않았지만, 표고버섯 성분으로 인해 피부에 가려움증이 생기는 것으로 알려져 있다. 이처럼 TV에서 홍보하던 식자재를 너무 많이 먹어 건강 피해가 일어나기도 한다. 건강 정보를 보고 왠지 좋을 것 같다는 직감으로 상품이나 음식을 선택해 버리면 목숨이 위험할 수도 있다. 따라서 정보를 받아들일 때는 방어 도구를 갖추고 있어야 한다. 환자들에게도 최소한의 지식은 필요하다.

○ 악용되기 쉬운 4가지 바이어스

잘못된 건강 정보에 속지 않으려면 '바이어스'라는 개념을 알아두는 것이 좋다. 바이어스란 선입견이나 편향을 뜻하는 말이다.

예를 들어 건강을 주제로 한 TV 프로그램에서 여러 명을 대상으로 실험을 하기도 한다. 그리고 '다섯 중 다섯 명에게서 건강보조식품의 효과를 볼 수 있었다.'라고 설명하는 실험 결과를 그대로 믿어 버리는 사람도 많다.

그러나 곰곰이 생각해 보면 알 수 있다. 어쩌다 다섯 명에게 효과가 있었다는 가능성을 부정할 수는 없다. 삐뚤어진 견해이기는 하지만, 그 TV 프로그램에서 열 명 정도 조사한 다음 좋은 결과를 보인 다섯 명의 데이터만 사용했을지도 모른다. 그렇게 의심하기 시작하면 이러한 종류의 실험 결과라는 것을 믿기 겁날 정도다.

이처럼 조사 인원이 적어 데이터에 편향이 있는 것을 선택 바이어스라고 부른다. 신뢰성 높은 데이터를 얻기 위한 실험이나 연구는 이러한 선택 바이어스가 개입되지 않도록 통계 전문가와 함께 충분한 샘플 수를 확보할 수 있도록 설계한다. 건강보조식품이 효과가 있었다는 지인의 이야기 역시 일종의 선택 바이어스다. 희귀한 효과나 현상은 기억에 남기도 쉽고, 정보로도 전달되기 쉽다.

선택 바이어스를 배제하기 위해서 통계 전문가는 비교 대상(샘플)인 사람의 나이, 성별, 증상의 강도 등이 균등해지도록 주의하면서 무작위로 나눈다. 샘플 수가 몇 명밖에 되지 않으면 차이도 클 것으로 예상할 수 있다. 신뢰성이 높은 데이터인지 대략 판정하는 방법이 있다. 적어도 100명 단위로 비교했는지를 보면 된다.

좋은 정보만 세상에 공표되기 쉽다는 편향은 출판 바이어스라고 부른다. 의학 논문에서도 효과가 있었던 치료법은 보고되지만, 효과가 없었던 치료법은 빛을 보지 못한다. 효과가 없었던 일을 일부러 보고하는 일은 별로 없다는 사실도 알아 두는 편이 좋다. 출판 바이어스에 현혹되지 않으려면 제3장에서 소개하는 '에비던스 수준'을 참고하기 바란다. 경험담은 에비던스가 될 수 없으며, 사례 보고는 에비던스 수준이 낮다. 의료 정보를 에비던스 수준에 따라 판단할 수 있게 되면 잘못된 정보에 속지 않게 된다.

그리고 **교란 바이어스**라고 불리는 것도 있다. 교란이란 confounding(혼란하다)을 번역한 표현으로, 원인과 결과에 영향을 주는 제3의 요인을 교란 인자라고 한다. 예를 들어, 다음과 같이 홍보하는 민간요법의 오류를 지적할 수 있겠는가?

얼굴에 기미가 많은 사람일수록 혈압이 높다는 데이터가 있습니다. 고혈압이 되지 않도록 지금 바로 기미를 치료합시다.

일반적으로 나이가 들면서 얼굴에 기미가 늘어난다. 그리고 혈압 또한 나이가 들수록 높아지기 쉽다. 그러나 기미와 혈압 사이에는 직접적인 관계가 없다. 여기에서는 '나이'라는 교란 인자가 원인과 결과에 영향을 주는 제3의 요인으로 작용했다. 나이는 누구나 생각할 수 있는 교란 인자이지만, 개중에는 복잡한 것도 있다. 교란 인자는 어지간히 주의하지 않으면 전문가조차도 간과하는 일이 있을 정도이니 충분히 조심해야 한다.

행동경제학 분야에서도 바이어스에 관해 자세히 연구했다. 용어를 외울 필요는 없지만, 아토피와 관련하여 잘못된 민간요법에 속지 않는 데 도움이 될 만한 개념을 몇 가지 소개하겠다.

==매몰 비용 바이어스==라는 것이 있다. 이는 지금까지 해 온 만큼 손해를 보고 싶지 않다는 사고의 버릇이다. 고액 민간요법을 시작한 후 효과를 보지 못한 채 질질 끌게 되면, '==기껏 지금까지 많은 돈을 들였는데.==' '==모처럼 지금까지 노력해 왔는데.==' 하는 생각에 그만두기 어렵다.

약의 부작용에만 신경이 쏠려서 나을 가능성이 큰 치료법을 선택하지 못하는 심리를 ==손실 회피==라고 한다. 백신 접종에 관해서도 손실 회피 심리가 작용하는 경우가 많다. ==병에 걸리지 않은 상태에서는 백신의 효과보다도 백신 접종으로 인한 부작용을 훨씬 더 걱정하게 된다.== '==어쩌면 이대로 병에 걸리지 않을지도 모른다=='는 마음도 작용한다.

'왠지 무서운걸.' 비행기를 탈 때 그런 생각이 드는 데는 TV에서 비참한 비행기 사고 영상을 본 기억의 영향이 크다. 빈도로만 보면 비행기보다 차가 훨씬 위험하다. 이처럼 기억에 남은 것을 토대로 판단해 버리는 일을 ==가용성 휴리스틱==이라고 부른다.

예를 들어, TV 등 언론매체를 통해 스테로이드 부작용 피해를 본 사람들을 소개하는 충격적인 영상을 보면, 그 부작용이 정말 스테로이드로 인한 부작용이었는지, 빈도는 얼마나 되는지, 냉정하게 판단하지 않은 채 겁부터 먹을 수 있다. 이것이 바로 가용성 휴리스틱이 미치는 악영향이다.

심리학이나 행동경제학에 정통한 민간업체에서는 이러한 인간 사고의 버릇을 악용하여 상대방을 원하는 대로 움직일 수도 있다. **정보 제공자가 어떠한 의도로 그 정보를 제공하고 있는지 멈춰 서서 생각하는 버릇을 들이자.**

◉ 의사와 제약 회사의 유착 관계는 음모론이다

'피부과 의사가 스테로이드 외용제를 열심히 처방하는 이유는 제약 회사에서 돈을 받기 때문이다.'라는 음모론이 인터넷에 돌기도 한다.

유감스럽게도 아주 옛날에는 의사와 제약 회사의 유착이 있었던 모양이다. 제약 회사 담당자에게 호화로운 접대를 받는 일도 있었다고 한다. 내가 의사가 된 2003년에는 거의 사라져서 나는 과도한 접대를 받아 본 적이 없다. 의사의 나이가 젊을수록 제약 회사로부터 접대를 받은 경험도 적을 것이다.

이와 별개로 의사와 제약 회사가 유착한 사건도 있다. 의사의 부정 행위로는 '디오반 사건'이 유명하다. 디오반 사건이란, 고혈압 치료제 디오반(일반명 발사르탄)과 관련된 다섯 개의 임상 연구 논문 부정 사건을 말한다. 그중에서도 2009년 교토심장연구 KHS, Kyoto Heart Study에서 발표한 논문 작성에는 전 제약 회사 사원이 부정하게 관여하여 2014년 6월, 약사법 위반 혐의로 체포되어 재판에 회부되었다(일본의사회 홈페이지를 참고).

즉 **제약 회사에 유리한 연구 데이터를 부정하게 작성하여 약 매출에 공헌한 사건**이다. 이 연구에 관여한 의사들은 제약 회사로부터 더 많은 강연료와 연구비를 받은 것으로 드러났다. 당연히 이는 범죄이자 유착이다.

그럼, 현재 스테로이드와 관련하여 비슷한 일이 일어난 적이 있는가. 결론부터 말하자면 **스테로이드와 관련하여 환자가 불이익을 받을 만한 의사와 제약 회사의 유착은 전혀 없다.**

스테로이드 외용제에 관해서는 이미 전 세계적으로 수많은 논문이 발표되었다. 잘못된 논문이 있다고 해도 바로 반론을 당하기 때문에 지금 남아 있는 건 올바른 사실이다. 지금 와서 제약 회사에 유리한 데이터를 부정하게 작성하더라도 아마 제대로 된 전문 학술지에 실릴 일은 없을 것이다. 이미 많은 지견이 집적된 스테로이드에 관해서는 의학 잡지에 실을 것인지를 판단하기 위한 전문가들의 엄격한 체크를 통과하기 어렵다.

    그럼 의사가 제약 회사로부터 연구비나 강연료 등을 받는 것은 어떨까. 사실 나의 연구 그룹도 제약 회사로부터 연구비를 받고 있다. 그렇지만 요즘 시대에는 제약 회사로부터 연구비를 받기만 해도 "유착이다."라는 말을 들을 위험이 있어서 연구비를 대는 제약 회사들도 엄격한 규칙을 만들었다.

    그중 하나가 **자사 약품을 사용한 연구에 대해서는 연구비를 대지 않는다**는 것이다. 의사가 부정까지는 아니더라도 위에서 원하는 데이터를 보고하는 일이 없도록 그 제약 회사와는 전혀 관계가 없는 주제에 대해서만 연구비를 대겠다는 규정을 정해 둔 곳이 많다.

    다음으로 제약 회사가 주최하는 의사의 강연료에 관해서는 어떨까? 나도 제약 회사로부터 자주 강연 의뢰를 받는다. 거의 모든 제약 회사의 강연 의뢰를 받은 적이 있고, 그 대가로 강연료도 받고 있다.

    다만 제약 회사들은 이에 관해서도 자체적으로 엄격한 규정을 두고 있다. 사전에 강연에서 사용할 슬라이드를 체크하여 문제가 있으면 수정 요청을 한다. 여기서 문제란, 출처의 사실 여부를 알 수 없는 망상이 포함되지 않았는지, 경쟁 제약 회사를 부정하는 듯한 표현이 들어 있지는 않은지 등 실로 세세하다. 의학적으로 중요해서 꼭 전하고 싶은 내용인데도 제약 회사에서 체크하여 퇴짜 놓는 일도 있다.

원래 이러한 제약 회사가 주최하는 강연회는 의사들이 모여 공부하는 목적으로 진행된다. 한 분야의 전문가인 의사가 강연한 내용을 통해 다른 의사들이 질병에 관한 지식을 더 배우고 약을 올바르게 사용하기 위해 개최된다. 그러나 현재는 규정이 너무 엄격해져서 강사가 전하고 싶은 내용을 전할 수 없을 정도로 제한이 걸리기 시작했다. 즉, 강연을 듣는 의사들이 충분한 학습을 하지 못한다는 의미다.

동시에 의료 연구 환경도 점점 답답해지고 있는 것 같다. 앞서 언급한 디오반 사건 이후 그와 같은 일이 다시 일어나지 않도록 제정된 임상 연구법이 상당히 엄격해서 임상 연구를 수행하는 의사들의 서류 작업량이 대폭 늘어났다. 연구하는 시간보다 서류를 준비하는 시간이 더 길어지는 현상마저 일어나고 있다. 이렇게 되면 바쁜 의사들은 서류 작업이 부담스러워져 임상 연구를 하지 않게 될 가능성이 크다.

물론, 디오반 사건을 일으킨 의사가 잘못한 일이지만, 그렇다고 해서 **아무런 근거도 없이 무턱대고 제약 회사와 의사의 유착이다,**

음모론이다, 하고 주장한다면 그만큼 의료 발전도 늦어질 것이 틀림없다.

사실 음모론을 주창하는 사람이 음모론을 외치는 이유를 잘 살펴보면, 사실 그 사람이 어떤 상품을 팔고 있는 경우가 많다. 예를 들면 독자적인 치료법을 소개하거나, 환자 모집을 노리는 의원인 경우다. 음모론을 주장하는 사람이 실은 자신들의 이익을 위해 음모를 꾸미고 있는 셈이다. 현대 의학을 "음모다."라고 주장함으로써 자신들의 이익으로 유도하려는 음모가 도사리고 있다.
의료에 관한 음모론을 보게 된다면 음모론을 주창하는 사람에게 음모가 없는지 의심해 보기 바란다.

◉ 환자에게 바라는 것

다시 한번 말하지만, 개인적으로 의료란 의사와 환자가 협력하여 행하는 것이라고 생각한다. 그래서 그 공동 작업을 포기하는 환자나 가족들을 만나면 솔직히 괴롭다.

'의사가 잘못해서 나아지지 않는다.'

그런 태도로 진찰실에서 의사를 노려보는 환자를 종종 만난다. 병이 나아지지 않으면 환자가 가장 고통스럽겠지만, 의사도 괴로운 법이다. 나도 지금이야 환자를 탓하지 않으려고 하지만, 젊었을 때는 그럴 수 없었다. 의사로서 신용을 얻기 위해서 자신을 지키는 데 급급한 상태로 설명해 버린 적도 있다.

"환자분, 제가 지시한 대로 약을 발랐나요?"

그런 식으로 묻는 것이다. 그러면 환자로부터 같은 말을 돌려받기도 한다.

"선생님이 시키는 대로 했는데 나아지지 않았어요."

이처럼 **병이 나아지지 않는 책임을 서로 떠넘기는 듯한 관계로는 아토피 같은 만성 질환을 함께 치료해 나가기 어렵다.**

지금은 주로 "솔직히 약은 어느 정도 발랐어요?"라고 묻는다. 신뢰 관계가 구축되어 가는 환자에게는 "얼마나 빼먹었어요?" 하고 농담조로 직구를 날리기도 한다. 환자를 탓하지도 않고, 그 사실이 환자에게도 전해지도록 신중하게 묻는다.

이렇게 묻는 이유는 정확한 정보를 입수하여 다음에 둘 유효한

한 수를 환자와 함께 생각하고 싶어서다. 어느 쪽이 잘못한 것도 아니다. 서로 정확한 정보를 공유하여 어떻게 하면 좋아질지, 지금 상태에서 무엇이 문제인지를 생각해 나가는 것이 중요하다고 생각한다.

○ 바빠서 여유가 없는 환자라면

환자가 치료에 무관심해도 곤란하다.

"약만 처방해 주시면 돼요."라며 찾아오는 환자도 많다. 의사와 함께 병을 고칠 마음이 없는 것이 전해지기에 이에 대응하기 어렵다.

의사는 환자가 가르쳐 주지 않으면 그 사람의 일상생활이나 몸 상태에 대해서 알 길이 없다. 진찰실에 들어와 의자에 앉기만 해도 집에서의 모습이 어떤지까지 알 수 있는 초능력자가 아니다. 누구에게나 일이나 학교 때문에 바쁠 때가 있다. 그럴 때는 어쩔 수 없다. 다만 여유가 될 때 아토피를 개선하기 위해 의사와 함께 치료법을 고민할 시간을 냈으면 한다. 그저 약만 받으러 오는 환자에게서는 어떤 부작용이 나타나는지도 알아채기 어렵다.

"오늘은 급해서 자세한 설명이나 상담은 다음 진찰 때 부탁할게

요." 그런 한마디만으로도 충분하다고 생각한다. 환자의 협조 없이 의사만 적극적으로 아토피를 고치려고 해 봤자 치료는 좀처럼 진전되지 않는 법이다.

◎ 의사와 지식을 겨루려고 하는 사람

환자 중에는 지식을 겨루는 사람도 있다. 아는 것은 좋은 일이지만 의사와 겨루려고 하면 진찰하기 어려워진다. 그런 환자에게서 '내가 더 똑똑하고 잘 알거든.' 그런 태도가 전해질 때가 있다.

나는 둘 중 누가 더 똑똑한지 전혀 신경 쓰지 않는다. 그야 환자가 더 잘 아는 것도 있을 테지만, 보통 의학에 관한 지식은 내가 더 많다. 의사와 환자는 대립 관계가 아니다. 서로가 협력하여 병과 마주하는 데 굳이 의사보다 우위를 선점하려고 들 필요는 전혀 없다. 그만큼 시간을 낭비할 뿐이다.

여기까지 의사소통으로 인한 문제들에 관해 이야기했지만, 단순히 의사소통 문제로 끝나지 않은 일도 있다.

의료 방임은 아이의 목숨을 위협한다

안타깝게도 아토피에 걸린 자녀에게 적절한 치료를 받지 못하게 하는 보호자도 있다. 이를 의료 방임이라고 한다. 아토피가 악화되어 몸 전체가 피투성이인 상태로 병원을 찾는 아이들이 있다. 병원 진료라도 받게 해 주면 그래도 나은 편이다. 병원에 데려가지 않고 집에 내버려 두거나, 심지어 상태가 심각한 자녀의 피부 사진을 SNS에 올리며 자신의 인정 욕구를 충족시키는 재료로 삼는 보호자도 있다.

나는 표준 치료에 대해 불신감을 가진 결과 가짜 의학으로 빠지고 마는 환자들에게 정말 미안한 마음이 들어서 어떻게 할 수 없을지 진지하게 고민한다. 그러나 명백히 학대임을 알 수 있을 때는 엄격하게 대응해야 한다.

이 책에서는 아동 학대 배경에 존재하는 사회 문제 등에 관하여 다루지 않지만, 아동 학대에 의사소통 문제라는 태평한 소리나 하고 있을 수는 없다. 한 번 판단을 그르치면 그 아이는 목숨을 잃을 수도 있다. 그리고 병원에서 진찰받는 그 한 번의 기회를 통해 아이를 구할 수도 있다.

실제로 아토피를 치료하지 않고 내버려 둔 결과 성장 장애를 일으킨 아이도 있다. 피부로부터 감염되어 목숨을 위협할 정도로 중증으로 진행된 아이도 있다. 어린 나이에 백내장이 되어 눈이 불편해진 아이도 있다. 아토피에 걸린 아이에 대한 의료 방임은 학회에서도 몇 번 보고되었으며 아동상담소에 신고한 경우도 있었다.

○ 잘못된 정보를 분별하는 방법

"TV에서 의사가 이런 말을 했어요."

외래를 찾은 환자들은 이런 말을 많이 한다. TV 정보는 지금도 환자에게 미치는 영향력이 크다. TV에 나왔다는 이유만으로 전부 믿어 버리는 사람도 있다. 하지만 현재 **의사가 TV에서 했던 말은 안타깝게도 틀린 경우가 더 많다.**

그럼 TV에서 나오는 의료 정보를 어떻게 판단하면 좋을까. 이를 위해서는 먼저 의사가 TV에 나오는 방법을 알면 쉽게 이해할 수 있다.

나도 몇 번인가 TV에 나온 적이 있다. 종합 정보 프로그램이나 예능 오락 프로그램을 비롯하여 정기적으로 출연 의뢰를 받는다.

TV 방송국으로부터 출연 의뢰를 받은 기간은 나의 어떤 활동과 깊게 관련되어 있다. 바로 ==인터넷에서의 활동==이다. 하지만 내가 인터넷에 계속 정보를 올리는 이유는 ==인터넷에 돌아다니는 의학 정보에 오류가 너무 많기 때문==이다.

10여 년 전 아토피에 관한 블로그를 하고 있을 때도 TV나 신문사로부터 꾸준히 취재 의뢰를 받았다. 하지만 블로그를 닫자 의뢰가 뚝 끊겼다. 그리고 인터넷에서 의료 정보를 공개하고 있는 지금 다시 정기적으로 대중매체로부터 연락이 온다.

취재를 받아 보면 취재하는 쪽의 지식 수준과 태도를 알 수 있다. 10여 년 전에는 의료 정보에 정통한 기자와 만나는 일이 거의 없었다. 최근에는 의료 정보에 밝은 기자가 늘어난 듯한 인상을 받는다. 내가 전문적인 지식을 설명해도 이야기가 통하는 일이 많다.

하지만 인터넷에서 발언하고 있는가 아닌가를 넘어 의사라면 아무나 상관없다는 태도로 취재를 의뢰하는 언론 관계자도 있다. 그런 사람이 제작하는 TV 프로그램이나 기사에서는 ==올바른 정보인가보다 눈에 띄고 재미있는가==를 더 중시하는 느낌이 든다. 잘못된 의료 정보를 흘려보내면 수많은 건강 피해가 발생할 수 있다는 가능성에 대해 상상도 하지 못하는 것 같다.

설령 악의가 없었다고 해도 의료라는 고도의 전문 지식이 요구되는 분야에서 올바른 정보를 제공하기란 쉽지 않다. 취재에 협조하는 의사가 나쁜 의도를 품고 전문적으로 고도의 거짓말을 한다면 많은 사람을 완전히 속일 수 있을 것이다.

인터넷 발언 여부 외에도 **연예기획사에 소속된 의사**들이 TV 출연 의뢰를 받는 경우가 많다. 이 경우 TV 관계자는 내용에 대한 해설이 유의미한가가 아닌, 그 의사의 캐릭터가 재미있는가로 평가한다. TV에서 웃기려고 꾸며 낸 의료 정보를 제공하는 의사도 있다. 환자는 시청자로서 재미있는 의사 캐릭터와 올바른 의료 정보를 별개의 문제로 생각해야 한다.

◉ 의학 관련 도서를 살 때 주의할 것

서점에는 환자를 위한 의학 관련 책들이 죽 진열되어 있다. 그러나 일반 건강 및 질병 코너에 놓여 있는 책 대부분이 가짜 의학이라는 사실에 안타깝고도 화가 난다. 왜 이렇게 되어 버린 것일까.

먼저 의사가 일반인을 대상으로 책을 쓸 기회는 거의 없다. 내가 이 책을 쓸 기회를 얻은 것은 스스로 인터넷에 의료 정보를 올리고 그것을 본 편집자로부터 공감되는 의뢰를 받았기 때문이다.

실제 의사는 일반인을 대상으로 책을 쓸 시간이 거의 없다. 평소 진료를 보는 등 일에 쫓기는 데다 학회 발표 준비와 연구, 논문과 교과서, 연구비 신청서와 보고서 등 작성할 문서가 매일 산처럼 쌓여 있다 보니 웬만한 열의를 갖고 시간을 확보하지 않는 한 일반의학서를 쓸 여유가 없다.

게다가 일반의학서를 내서 자신의 지명도가 올라간들 병원에서 근무하는 의사에게 돌아오는 혜택은 거의 없다. 명의로 알려져 환자가 늘어난다고 해도 월급이 오르지 않는다. 나는 의사 일만큼이나 글쓰기를 좋아해서 이렇게 책을 쓰고 있지만, 올바른 의료 정보를 전하고 싶다는 생각만으로 행동하기에는 장벽이 높다.

가짜 의학을 다룬 일반의학서를 쓰는 의사 중 상당수가 프리랜서 혹은 자신의 병원을 운영하는 경우가 많다. ==책을 써서 자신의 인지도가 오르면 본업의 매출 상승으로도 이어지기 때문==이다. 그리고 선전하는 데 가짜 의학을 이용하는 의사는 대부분 보험으로 처리할 수 없는 비급여 진료를 도입하고 있다. 즉, ==돈이 되는 상품과 관련하여 가짜 의학을 내세우는 경우가 많다.==

덧붙여서, 인터넷상에는 반의료적인 태도를 드러내는 사람이 많다. 인터넷 서점 등에서 볼 수 있는 도서 리뷰는 반의료 입장인 사람이 솔선하여 쓰는 경향이 있다 보니 ==제대로 된 의료 서적이 낮게 평가되고 가짜 의학 서적이 높게 평가되는 일이 많다. 의료를 부정하는 듯한 신랄한 리뷰를 발견했을 때는 그 작성자가 이전에 쓴 리뷰에서도 비슷하게 반의료 발언을 하지 않았는지 확인하는 편이 좋다.

◉ 명의를 단번에 믿으면 안 되는 이유

환자가 접하기 쉬운 정보 매체 중에는 주간지도 있다. 지금도 병원이나 의원의 대기실에 주간지가 놓여 있는 경우가 많다. 주간지에 소개된 명의는 정말 명의일까?

사실 명의라는 칭호는 돈으로 살 수 있다. 금액이 더 많거나 적을 수는 있지만 대략 2,000만 원 정도를 내면 주간지에서 1, 2페이지를 할애하여 홍보할 수 있다. 유명인과의 대담이나 인터뷰 형식을 취하는 경우도 많다.

내가 아는 개업의도 "당신의 의원을 취재하고 싶어요."라는 연락을 자주 받는다고 한다. 그리고 그 대부분이 유료다. 취재를 받는 의사가 언론사로부터 원고료를 받는 것이 아니라 오히려 돈을 내는 것이다. 돈만 내면 명의로 소개될 수 있다. 이 사실을 알아 두면 주간지에 실린 정보를 있는 그대로 받아들일 위험을 줄일 수 있다.

○ 주치의는 정보의 진실을 알고 있다

이제 수상한 정보를 수상하다고 의심할 수는 있게 되었다. 그럼 진짜 올바른 의학 정보에는 어떻게 접근할 수 있을까.

의료 정보는 전문성이 높다. 나의 전문은 피부과이자 면역이기 때문에 알레르기나 암에 관한 기초적인 부분에 대해서는 상당히 깊이 알고 있다. 하지만 예를 들어 뇌종양 치료에 관한 정보가 올바른지 판단해 달라고 요청을 받는다면, 솔직히 자신 없다. 현대 의학은 전문이 세분화되어 있어 분야가 조금만 달라도 전혀 모를 수 있다.

의사들이 스스로 판단할 수 없는, 자신의 전문이 아닌 정보는 해당 전문가에게 묻는다. 가령 대학병원이라면 병원 내에서 그 분야를 전문으로 다루는 의사에게 문의한다. 이른바 컨설팅을 받는 것이다. 의사조차 그렇게 한다.

그 말인즉슨 환자도 똑같이 행동하면 된다는 의미다. 당신에게 가장 가까운 전문가에게 확인하면 된다. 즉 주치의와 상담하면 된다.

TV나 잡지, 인터넷에서 얻은 지식을 주치의에게 확인한다. 의사들은 대부분 "그 정보는 옳다."라든가 "틀렸다."라고 답할 것이다. 때로는 "일반적으로는 옳지만, 당신에게는 해당하지 않는다."

라고 대답할 수도 있다. **당신에게 해당하는지 아닌지까지 판단하여 정보를 꼼꼼히 살펴봐 주는 것이 주치의다.**

다만, 여기에는 대전제가 존재한다. 당연히 그 주치의가 에비던스 수준이 높은 정보를 확실하게 파악하고 있어야 한다. 이를 확인하는 의미에서도 당신이 얻은 정보의 신빙성은 먼저 주치의에게 물어보는 것이 좋다.

◉ 정보 홍수 시대, 에비던스를 확인할 것

에비던스라는 말이 있다. 최근 언론매체에서도 종종 듣게 된 말이다. 에비던스는 증거나 근거라는 의미다. 의사라면 "이 치료법에는 에비던스가 있다."라는 식으로 사용한다.

에비던스란 무엇을 위한 것일까? **의료에서 에비던스란 연구 결과이자 논문 발표를 가리킨다.** 예를 들어 어떤 질병에 대한 신약의 효과가 확인되었다는 논문이 있다면, 그 논문이 곧 신약의 에비던스가 된다.

그럼 친구나 친척이 추천한 건강보조식품을 먹고 아토피가 나은 사람이 있다는 이야기는 에비던스가 될 수 있을까?

여기서 에비던스에는 품질이 존재한다는 점을 기억해 두었으면 한다.

주의: 이 책은 일반인이 대상이므로 체계적 문헌 고찰systematic review에서 말하는 에비던스 품질과 진료 가이드라인에서 말하는 에비던스 품질의 정의를 구분하지 않고 설명한다.

에비던스 수준이 높다는 말은 확실하게 옳을 가능성이 크다는 뜻이다.

에비던스 수준이 낮다는 말은 확실하게 옳을 가능성이 적다는 뜻이다.

단적으로 말하면, **그 정보를 어느 정도 신용할 수 있는가를 측정하는 지표가 에비던스**다.

예를 들어, 지인에게 추천받은 건강보조식품에 대해 알아봤더니 그 건강보조식품을 먹고 아토피가 나은 사람에 대한 논문이 발표된 사실이 있다고 하자. 그 건강보조식품은 아토피에 관한 에비던스가 있다고 할 수 있다.

다만, 이는 한 명이 그랬다고 발표했을 뿐 그 밖의 대다수에게도 해당하는지는 알 수 없기 때문에 에비던스 수준이 낮다고도 할 수 있다. 서장에서도 이야기했듯이 아토피가 자연 완화한(자연스럽게 좋아진) 타이밍과 건강보조식품을 먹은 타이밍이 우연히 겹쳤을

뿐일지도 모른다. 단 한 명의 경험을 그대로 받아들여 모든 사람에게 적용하는 것은 지나친 비약이다.

한편 아토피 환자 2,000명을 1,000명씩 무작위로 나누어 1,000명에게는 신약을 투여하고, 나머지 1,000명에게는 신약과 똑같이 생겼지만 해당 성분이 함유되지 않은 것을 투여하여 신약이 효과가 있다고 확인된 경우 에비던스 수준이 높은 데이터라고 할 수 있다. 이때 무작위로 군을 나누어 치료 효과를 확인하는 방법을 **무작위 대조 시험**RCT이라고 한다. RCT를 진행한 연구 결과는 에비던스 수준이 높은 것으로 취급한다. 일반적으로 신뢰도가 높은 연구에서는 수백 명 규모의 환자를 대상으로 연구가 이루어진다.

○ 가짜 의학이 플라세보 효과를 이용하는 방식

참고로 무작위 대조 시험에서 유효 성분을 투여하지 않는 군에 속한 사람들에게는 신약과 똑같이 생긴 가짜 약을 처방한다. 이 가짜 약을 먹은 사람들에게서도 어느 정도 치료 효과가 발휘되는 일이 있다.

이처럼 가짜 약인데도 듣는 효과를 **플라세보 효과**라고 부른다.

인간은 암시만 해도 병이 어느 정도 나아지는 경우가 있다. 가짜 의학이 일정한 효과를 발휘하는 데는 병의 자연 완화 외에도 이러한 플라세보 효과도 큰 영향을 미친다. 플라세보 효과에 대해서는 제3장에서 자세하게 설명하겠다.

○ 수많은 연구를 모아 검증한 '진짜 정보'의 기준

그럼 어떤 것을 에비던스 수준이 높다고 할 수 있을까?

먼저 메타분석meta-analysis, 메타 애널리시스이라는 분석 방법이 있다. 이는 여러 연구결과를 한데 모아 그것들을 종합하여 판정하는 연구 기법이다. 당연히 하나의 연구 결과보다 에비던스 수준이 높다. 앞서 나왔던 무작위 대조 시험RCT 결과를 여러 개 모은 메타분석이라면, 가장 품질이 높은 에비던스 수준이라고 할 수 있다.

그 외에도 메타분석과 거의 같은 의미로 사용되는 체계적 문헌 고찰이라는 것이 있다. 엄밀하게 따지면 다른 것으로 취급되지만, 일반인은 똑같이 에비던스 수준이 높은 것이라고만 생각해도 무방하다.

참고로 체계적 문헌 고찰로 유명한 '코크란 리뷰'라는 것도 있다. 코크란의 정식 명칭은 코크란 연합이라고 하며, 영국 국민보건 서비스NHS에서 운영하는 의료 정책을 가리킨다. 코크란이 공개하는 리뷰가 바로 코크란 리뷰이며, 영어로 되어 있기는 하지만 일반인도 누구나 인터넷상에서 볼 수 있다.

○ 신뢰도가 낮은 2가지는 주의할 것

그 밖의 연구 결과에 관해서도 간단히 언급해 두겠다.

먼저 시험관 안에서 암세포를 죽일 수 있는 과일 성분을 발견했다고 하자. 이 연구 결과의 에비던스 수준은 높을까? 낮을까?

시험관 안에서 일어난 일이 몸 안에서 똑같이 일어날지는 알 수 없다. 따라서 시험관 안에서만 이루어진 연구 결과는 인간의 질환에 적용하면 '에비던스 수준이 낮다'는 이야기다. 애초에 시험관 안에 넣은 유효 성분 농도가 혈액 속에서도 같은 농도를 유지할 수 있는지는 미지수다. 효과가 날 정도로 농도를 높이면 오히려 인간의 몸에 해를 끼칠 수도 있다.

더불어 동물 실험을 통해 연구하기도 한다. 동물 실험은 대부분 쥐를 이용하여 이루어진다. 쥐와 인간의 몸은 크게 다르며 면역 체계도 다르다. 인간에게는 있지만 쥐에게는 없는 단백질도 존재하며, 인간에게는 없는 세포가 쥐의 피부에는 존재한다는 사실도 알려졌다. 쥐에게 효과를 보인 유효 성분이 사람에게도 효과가 있다는 보장은 전혀 없다. 따라서 '쥐의 아토피가 나았다.'라는 건강보조식품 등에 관한 연구 결과는 에비던스 수준이 낮다고 할 수 있다.

이처럼 한마디로 에비던스라고 해도 그 수준이 낮은 것부터 높은 것까지 다양하다. 그것을 하나로 묶어 이야기해 버리면 오해가 생길 수 있다. TV나 책, 잡지에 소개된 '○○에 효과가 있는 음식'은 대부분 시험관이나 동물 실험 수준에서 증명된, 즉 에비던스 수준이 낮은 것으로 봐도 무방하다.

시험관이나 동물 실험을 통한 결과 다음으로 에비던스 수준이 낮은 것은 사례 보고다. 이는 한 명의 환자에게만 효과가 있었던 내용을 다룬 논문 등을 가리킨다. 에비던스 수준이 높아 가장 신뢰할 수 있는 정보는 무작위 대조 시험RCT과 여러 RCT 결과를 정리하여 분석한 메타분석이다.

○ 전문가의 의견은
   에비던스 수준이 가장 낮다

마지막으로 전문가의 의견은 익스퍼트 오피니언expert opinion이라고 하며, 에비던스 수준이 굉장히 낮은 것으로 취급한다. TV나 잡지에서 개인적인 경험을 바탕으로 말하는 의료 정보는 반쯤 과장되었다고 생각해도 될 정도다.

그럼 왜 전문가에게 의견을 묻는가 하면, 전문가는 에비던스 수준이 높은 의료 정보를 알고 있을 가능성이 크기 때문이다.

누가 어디서 말한 것인가를 판단 기준으로 삼으면 틀릴 때가 있다. 의사가 쓴 책, 전문가가 TV에서 했던 말 등만으로는 에비던스의 수준을 판단할 수 없다.

다음의 그림은 아토피를 비롯한 의학 정보의 에비던스 수준을 나타낸다. 연구 결과 자체를 알아보는 것은 매우 힘들겠지만, 정보의 신뢰성을 판단하는 기준으로서 꼭 기억해 두었으면 한다.

에비던스 수준

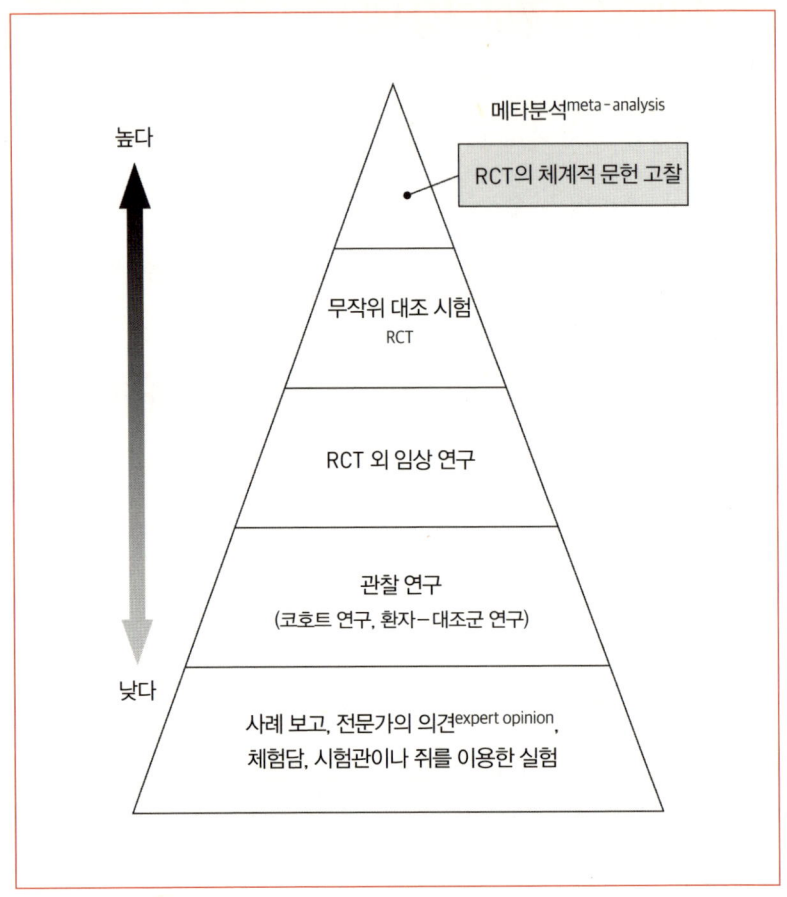

아토피, 병을 제대로 알아야 치료할 수 있다
: 아토피에 대한 오해 바로잡기

아토피는 그 병명이 기묘하다는 의미를 가진 그리스어 atopia에서 유래했을 정도로 정체를 알기 어렵다. 그래서 사실 아토피라고 진단하기조차 어려운 경우도 있다. 이번 장에서는 사람이 아토피에 걸리게 되는 메커니즘을 최소한의 지식과 함께 설명한다.

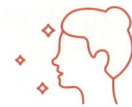

◉ 진단이 다르면 치료법도 다르다

일반적으로 환자가 알고 싶은 것은 어떻게 하면 낫는지, 즉 치료법일 것이다. 무심코 잊어버리기 쉽지만, 치료하려면 진단부터 해야 하며, 진단이 다르면 치료법도 다르다. 아토피 역시 치료하는 데는 정확한 진단이 필수다.

예를 들어 **균상식육종**이라는 피부병이 있다. 백혈구의 일부인 림프구가 피부에서 활성화되어 증식하는 질병으로, 일종의 피부암이다. 이 피부병에 걸리면 처음에는 피부에 습진 같은 변화가 나타난다. 그리고 몇 년이 지나면 피부에 종양이 생기며 궤양(상처 같은 것)으로 진행된다. 계속 진행되면 목숨이 위험해지는 병이다.

이 균상식육종은 초기 피부 증상이 아토피 피부염과 매우 비슷하다. 피부과 전문의라면 균상식육종에 대해서 잘 안다. 설령 아토피와 비슷하더라도 아토피와의 차이를 알아보고 추가 검사를 통해 진단을 확정할 수 있다. 민간요법으로 이 질병을 구별할 수 있을지는 상당히 의문스럽다.

◎ 자가 진단이 위험한 이유

스스로 아토피라고 판단해서 민간요법만으로 치료를 시작한 사람이 만약 균상식육종이라면 큰일이다. 균상식육종에는 균상식육종에 맞는 치료법이 있다. 균상식육종 외에도 아토피와 비슷한 피부병은 많다. 예를 들어 균상식육종과 같은 피부T세포림프종인 세자리증후군도 보기에는 아토피와 꼭 닮은 증상을 보인다.[3]

인체와 질병에 대해 문외한인 사람이 민간요법에 의지하는 것은 앞으로 탈 비행기 정비를 DIY를 잘한다고 호언장담하는 아버지에게 부탁하는 일만큼이나 위험하다. 질병 치료에는 목숨이 걸려 있다는 사실을 반드시 이해했으면 한다.

아토피는 목숨을 위협할 수 있다

아토피를 제대로 치료하는 편이 좋은 이유에 대하여 이야기하고 싶다.

아토피를 죽지 않는 병이라고 생각하는 사람이 많다. 그러나 겁주고 싶어서가 아니라 실제로 아토피는 목숨을 위협하는 질병을 일으킬 수 있다는 보고가 이어지고 있다. 2019년에 이루어진 체계적 문헌 고찰(고품질 연구 논문들을 모아 평가하여 가장 신뢰할 수 있는 총설)에 따르면 아토피가 중증으로 진행될수록 협심증이나 심근경색 등 심혈관질환이 증가하는 것으로 나타났다.[4] 즉, 중증 아토피 환자는 목숨이 위험해지는 병과의 합병을 일으킬 가능성이 크다.

다만 이 체계적 문헌 고찰에서는 아토피의 중증도와 심혈관질환 사이에 상관관계가 있다고 결론 내렸지만, 인과관계에 대해서는 충분히 검증되지 않았다. 즉 아토피가 심혈관질환을 증가시키는 원인인지는 불분명하다.

동시에 아토피 환자와 자살에 관한 문제도 지적되었다. 2018년에 15가지 임상 연구를 통해 477만 767명의 데이터를 모은 메타분석 논문이 발표되었다. 이 연구 결과에 따르면 아토피 환자 중 죽고 싶다고 생각하는 마음이 있는 사람은 일반인에 비해 44% 많은 것으로 나타났다. 게다가 손목을 긋거나 약물을 대량 복약하는 등의 자살 시도도 36% 더 많았다.[5] 소아 아토피 환자 4만 6,857명의 데이터를 모아 분석한 결과에 따르면, 소아 우울증과 아토피 사이에 관련성이 있는 것으로 나타났다.[6]

이처럼 중증 아토피는 몸도 마음도 아프게 만든다. 아토피로는 죽지 않는다고 생각해서는 안 된다. 세상에는 아토피로 죽고 싶을 만큼 고통받는 사람들이 많다.

○ 아토피의 주요 원인 3가지

일본에는 아토피 환자가 약 51만 명(2024년 한국의 경우 97만 명) 있는 것으로 알려졌다. 전 세계적으로 보면 2억 3,000만 명에 이르는 모양이다. '모양이다'라고 표현한 이유는 세계 곳곳에 정확한 데이터를 수집하지 않은 나라가 존재하기 때문이다. 최근 아토피의 원인에 관한 연구가 급격히 진행되고 있다. 여기서부터는 2019년까지 밝혀진 아토피의 병태에 관해 설명하겠다.

아토피는 ① 건성 피부(드라이 스킨) ② 면역 체계의 이상 ③ 가려움증의 세 가지가 얽혀 발병하거나 악화하는 것으로 보인다.[7,8]

이번 장에서는 아토피를 일으키는 세 가지 요인에 대해 자세히 살펴보겠다. 곳곳에 전문적인 이야기가 나오다 보니 중요한 부분을 굵은 글씨로 표시했다. 굵은 글씨만 읽어도 되고, 올바른 치료법만 알고 싶은 사람은 건너뛰고 읽어도 된다.

① 건성 피부(드라이 스킨)가 아토피를 일으키는 메커니즘

아토피의 원인 중 한 가지 확실한 것은 바로 건성 피부다. 까칠까칠한 피부, 이른바 드라이 스킨으로 인해 아토피가 발병하는 것으로 생각된다.[9]

최근 연구를 통해 드라이 스킨의 원인이 밝혀졌다. 원인을 상세하게 설명하기에 앞서 일반적인 피부의 구조에 대해 간단하게 설명하겠다. 정상적인 것을 알아야 이상한 것을 이해할 수 있기 때문이다.

우선 사람의 피부는 세 개의 층으로 나뉘어 있다. 표피, 진피, 피하조직으로 이루어진 세 개의 층이다. 표피는 피부의 가장 바깥쪽을 감싸고 있다. 표피에는 각질형성세포라는 세포가 깔려 있으며 바깥쪽을 향해 증식한다. 마지막에는 표피 각질형성세포의 핵 부분이 떨어져 나가며 각질층을 이룬다.

이 **각질층이 때나 비듬 부분**에 해당하며, 첫 번째 층인 표피는 그 아래에 있다. 여기까지는 벗겨져도 피가 나지 않는 층이다. 인간은 표피와 각질층 덕분에 몸의 수분이 증발하지 않아 지상에서

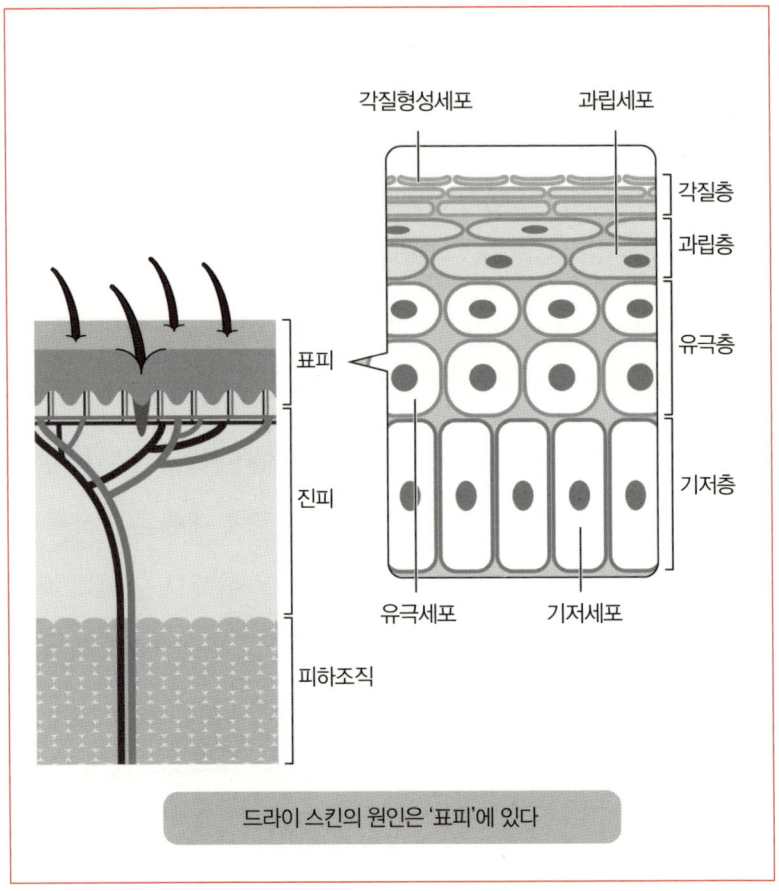

도 생활할 수 있다. 정상적인 피부의 표피는 45일 주기로 교체되는 것으로 알려졌다.

표피 아래에 있는 두 번째 층인 진피는 다치면 출혈이 생기는 부분이다. 콜라겐 등이 존재하는 곳이며, 이 **콜라겐이 부족해지면 주**

름 등이 생기는 원인이라는 사실은 유명하다. 진피 아래에 있는 것이 세 번째 층인 피하조직이다. 지방이 축적되어 있는 부분이라고 생각하면 된다.

이 중에서 드라이 스킨과 관계 있는 것은 첫 번째 층인 표피 부분이다. 표피와 그 죽은 세포가 낙엽처럼 겹쳐진 각질층이 피부의 수분 보유 및 장벽과 관련이 있다.

표피에 존재하는 단백질 중 특히 필라그린이 중요하다. 필라그린은 피부의 강도와 유연성, 수분 보유, pH 조절 등 다양한 부분에 영향을 미친다. 필라그린이 결핍되면 각질층이 벗겨지기 쉬워져 피부에서 수분 증발이 일어난다.[10, 11]

동시에 필라그린은 각질층보다도 바깥쪽에서 분해되어 아미노산 등 천연 보습 인자로 바뀐다. 조금 어려운 이야기지만, 이 아미노산은 친수성기를 가지고 있어 각질층의 수분 보유를 담당한다. 즉 피부 바깥쪽에 존재하는 필라그린이라는 단백질이 피부 장벽과 수분 보유 모두에 중요하다는 사실을 알 수 있다.

화장품을 사용하는 사람이라면 대부분 '보습에는 세라마이드가 중요합니다.'라는 문구를 들어본 적이 있지 않을까. 세라마이드도 필라그린과 마찬가지로 각질층을 유지하는 데 중요한 물질이며, 각질층을 이어 붙이는 역할을 담당한다.[12]

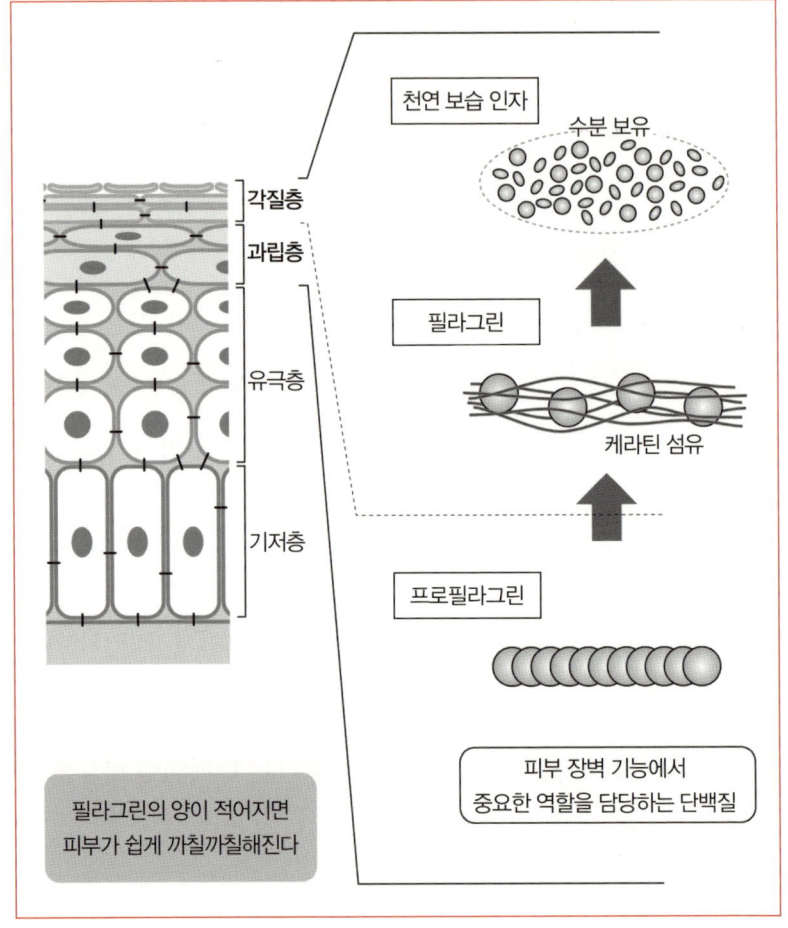

화장품에 함유된 세라마이드는 피부의 가장 바깥쪽에 세라마이드를 공급하는 목적으로 사용된다. 반면에 보습의 목적으로 건강보조식품 등 음식에 포함된 세라마이드는 섭취해도 거의 의미가

없다. 소화 단계에서 세라마이드가 아미노산으로 분해되어 버리기 때문이다. 머리카락을 먹는다고 해도 적은 머리숱이 많아지지 않는 것과 마찬가지다.

아토피 환자는 피부에서 세라마이드가 감소하는 것으로 보고되었다. 그래서 세라마이드를 공급하여 아토피 치료에 도움을 주자는 흐름도 생겼었다. 다만 세라마이드 감소와 아토피 사이에는 상관관계만 인정되었을 뿐, 인과관계는 증명되지 않았다.

또한 새롭게 발견된 것이 바로 필라그린 유전자의 이상이다. 2006년에 영국의 연구 그룹이 아토피를 일으키는 원인으로서 필라그린 유전자 이상을 발견하면서 세계적으로 화제가 되었다.[13,14] 필라그린 유전자에 이상이 있으면 아토피에 걸릴 위험이 커진다. 게다가 천식을 일으킬 위험도 커지며, 식품 알레르기나 꽃가루 알레르기 등과의 합병을 일으킬 위험성도 높아진다. 알레르기 행진이라고 불리는, 알레르기가 잇달아 일어나는 원인이 필라그린 유전자의 변이라고 보고되었기 때문이다.[15,16,17] 참고로 나의 연구실에서 조사한 결과에 따르면 나도 필라그린 유전자에 이상이 있다.

유전자 검사를 하지 않더라도 필라그린 유전자에 변이가 있는지 바로 가늠할 방법이 있다. 바로 손바닥을 보는 것이다.

필라그린 유전자에 변이가 있는 사람의 손바닥 특징

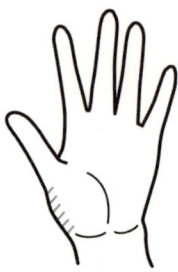

필라그린 유전자에 변이가 없는 사람의 엄지두덩

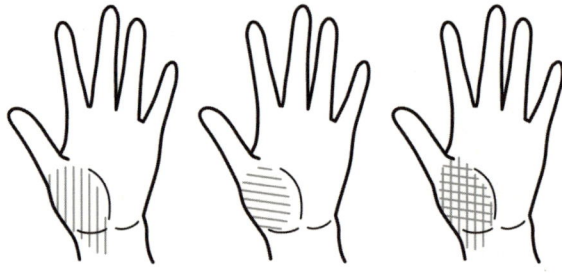

패턴 ①
세로로 깊은 주름

패턴 ②
가로로 깊은 주름

패턴 ③
가로와 세로로 깊은 주름

손바닥에서 엄지손가락의 뿌리 부분을 '엄지두덩'이라고 부른다. 이 엄지두덩에 깊은 주름이 있는 사람은 필라그린 유전자에 변이가 있는 경우가 많다.[18] 동시에 다리 정강이 앞쪽 면이 까칠까칠한 사람도 필라그린 유전자에 변이가 있을 가능성이 크다.

아토피 환자 중 20~40% 정도가 필라그린 유전자에 이상이 있는 것으로 추측된다. 이는 필라그린 유전자 외에도 아토피의 원인이 존재하지 않을까라고 생각되는 근거 중 하나이기도 하다.

참고로 나는 평소에 필라그린의 발현을 높여 주는 약을 개발하기 위해 연구하고 있다. 드라이 스킨을 고칠 수 있다면 아토피도 좋아질 것으로 예상한다.

② 면역 체계의 이상이 아토피를 일으키는 메커니즘

아토피 환자는 면역 체계에 이상이 생긴 것으로 생각된다. 면역계에 이상을 일으키는 원인에 관해서는 불분명한 점도 많다.

아토피의 경우 Th2 사이토카인이라는 체내 단백질이 병의 악화와 관련 있다. Th2 사이토카인이 체내에서 늘어나면 피부에서 알레르기 반응이 일어난다. 더불어 필라그린에도 작용하여 드라이 스킨을 더욱 악화시킨다. 일부 Th2 사이토카인이 직접 가려움증을 일으킨다는 사실도 밝혀졌다.[19, 20, 21]

Th2 사이토카인은 아토피뿐 아니라 천식이나 비염 등 알레르기 전반과 관련되어 있다. 즉, 너무 많아진 Th2 사이토카인이 다양한 알레르기 질환을 일으키는 원인 중 하나라는 말이다.

Th2 사이토카인은 대부분 백혈구의 일부인 림프구에서 분비된다. 염증이 일어난 아토피 피부에서는 Th2 사이토카인을 분비하는 림프구가 혈액 속에 존재하여 피부의 혈관을 통해 새어 나와 피부 속으로 침투한다. 피부에 새어 나온 림프구는 그곳에서 Th2 사이토카인을 밖으로 뿌린다. 그러면 피부에 있는 세포들이 Th2 사이토카인에 반응한다.

Th2 사이토카인이 피부 바깥쪽에 존재하는 표피세포에 작용하면 표피세포의 필라그린 생성 기능이 떨어진다. 즉, 표피에 Th2 사이토카인이 많아지면 드라이 스킨이 되는 원인이 되기도 하고, 피부 장벽 기능도 저하된다. Th2 사이토카인이 알레르기의 원인 중 하나인 백혈구 호산구를 피부로 불러오는 작용도 하기 때문이다.

앞서 말한 피부의 두 번째 층인 진피에 Th2 사이토카인이 작용하면 진피에 존재하는, 콜라겐을 생성하여 피부 재생 역할을 하는 섬유아세포가 다른 사이토카인을 생산한다. 이 사이토카인이 또 Th2를 생산하는 림프구를 불러오기도 하면서 Th2 사이토카인에 의한 염증이 반복되며 점점 악화한다.

최근에는 제2형 선천성 림프구ILC2라는 새로운 세포가 발견되며 이 세포도 아토피를 악화시킨다는 사실이 밝혀졌다.[22, 23]

③ 가려움증이 아토피를 일으키는 메커니즘

아토피는 간지럽다. 여하튼 간지럽다. 아토피 환자는 긁고, 긁고 또 긁어 대면서 피가 날 때까지 긁는 경우가 많다. 가려움증은 아토피가 악화하는 큰 원인 중 하나일 뿐만 아니라 그 자체로도 아토피를 일으키는 원인이 아닐까 생각된다.

가려움증을 일으키는 원인은 히스타민이라는 물질이다. 히스타민은 피부에 존재하는 비만세포에서 분비되며 두드러기의 원인으로도 유명하다. 히스타민이 가려움증을 일으키는 메커니즘은 최근에야 밝혀졌다. 먼저 전문용어로 설명하겠다. 너무 전문적인 이야기이므로 그 뒤에 이어서 한 가지 비유를 들며 다시 한번 쉽게 말하겠다.

우선 히스타민은 말초신경에 직접 작용한다. 열쇠와 열쇠 구멍처럼 히스타민이라는 열쇠와 그에 대응하는 열쇠 구멍인 히스타민 수용체가 말초신경에 발현된다. 그리고 열쇠 구멍에 열쇠가 꽂히면 말초신경 내의 시스템이 움직이기 시작한다.

이때 중요한 요소는 TRPV1 Transient Receptor Potential Cation Channel Subfamily V Member 1이라는, 말초신경에 달린 창문 같은 것이다. 이 TRPV1이 열리면 밖에 있던 칼슘이 세포 내로 들어온다. 그러면

말초신경이 흥분하여 중추에 가려움증으로 전달된다.[24]

지금 한 이야기를 차에 비유해 보면 이해하기 쉽다. 가려움증은 열쇠를 열쇠 구멍에 꽂고, 창문이 열리고, 바깥 공기가 안으로 들어오면, 시동이 걸리면서 차가 앞으로 나아가는 원리다. 여기서 앞으로 나아간다는 말이 곧 가려워진다는 의미다.

히스타민에만 열쇠를 돌리는 효과가 있는 것은 아니다. 몇몇 단백질은 열쇠를 돌릴 수 있거나, 열쇠를 돌리지 않고도 창문을 열 수 있다. 즉, 직접 말초신경을 흥분시켜 가려움증을 유도하는 단백질도 있다.

예를 들어 43℃ 이상의 열 자극은 TRPV1이라는 말초신경에 달린 창문을 직접 열어 뇌에 가려움증으로 신호를 전달한다. 아토피 환자가 몸이 따뜻해지면 가려워지는 것도 이 때문이다. 열 자극이 가려움증을 일으킨다.

Th2 사이토카인 자체도 가려움증의 원인이라는 사실 또한 밝혀졌다. 피부로 뻗어 나온 가려움증을 탐지하는 말초신경에는 Th2 사이토카인의 신호를 포착할 수 있는 열쇠 구멍, 즉 수용체가 존재한다. 말초신경 표면에 쏙 나온 이 열쇠 구멍에 Th2 사이토카인이 꽂히면 가려움증 창문인 TRP가 열리고, 그 결과 가렵다는 신호가 뇌에 전해진다.

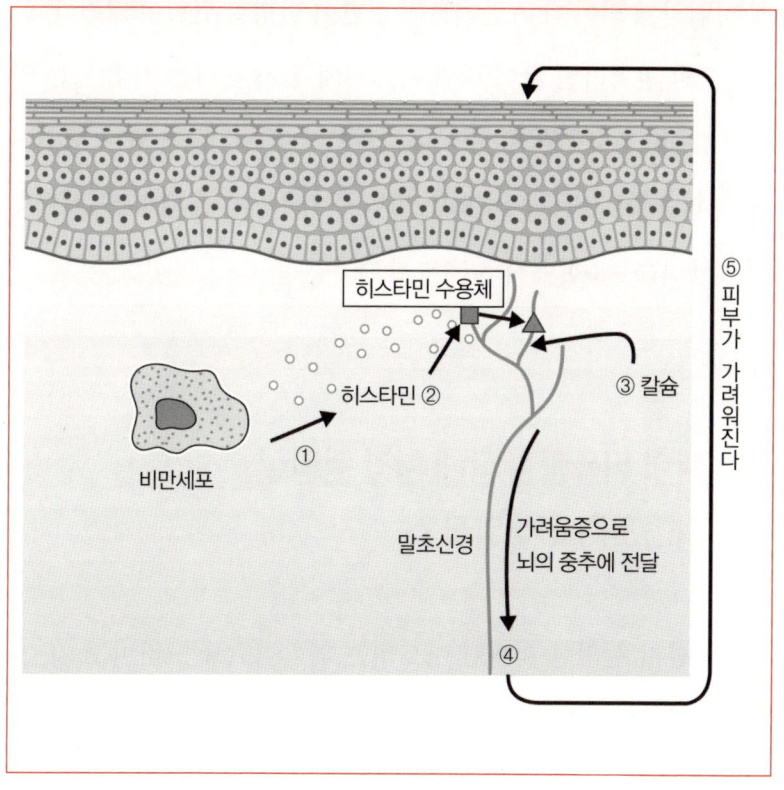

 가려워서 긁다가 통증을 느끼게 된 적은 없을까. 통증을 전하는 신경회로는 가려움을 전하는 신경회로를 억제한다. 따라서 통증이 생길 정도로 긁으면 통증 신경회로가 활성화되어 가려움증을 억제하게 된다.

 하지만 통증이 생길 때까지 계속 긁으면 피부 장벽이 점점 망가지게 된다. 장벽이 무너지면 알레르기를 일으키는 알레르겐이 쉽게 침입하게 되어 다른 알레르기 질환이 발병할 위험이 커진다.

아토피 환자라면 긁어 대면 아토피에 좋지 않다는 것 정도는 말하지 않아도 이미 잘 알 것이다. 그래도 자꾸만 긁게 되니 고민이다. 가려움증이 바로 억제되는 방법과 가려움증을 잘 다루는 방법에 대해서는 제6장에서 자세하게 다루겠다.

○ 뼈의 뒤틀림과 장내 환경 원인설, 어디까지 사실일까?

지금까지 설명한 것처럼 아토피는 의학적으로 드라이 스킨, 가려움증, Th2 면역 반응의 항진이 주된 병태라고 생각된다. 하지만 항간에는 아토피의 진정한 원인이라는 그럴싸한 소문이 돌고 있다. 여기서는 그 소문들의 신뢰성에 대해 근거와 함께 살펴보겠다.

'아토피의 원인은 뼈의 뒤틀림에 있다.'

그렇게 홍보하는 민간요법도 있다. 인터넷에서 골격을 교정하면 아토피가 낫는다는 내용을 쉽게 찾아볼 수 있으며, 그런 내용을 담은 책도 여러 권 나와 있다.

그러나 **아토피와 뼈의 뒤틀림은 전혀 관련이 없다.** 이 민간요법을 받은 환자들의 체험담이 진실이라는 전제하에, 즉 꾸며 낸 이야기가 아니라는 전제하에 생각하면, 그 대부분은 플라세보 효과일 것이다.

아토피의 원인으로 장내 환경을 꼽는 사람도 있다. '장내 환경을 정돈하면 아토피가 낫는다.'라고 홍보하는 시설도 많다. 이 또한 관련 책들이 나와 있다. 그러나 이에 관한 근거도 부족하다.

애초에 장내 환경은 의학 용어가 아니라 판단하기 어렵지만, 대부분은 장내 세균총을 지칭하는 것 같다. 장내 세균총이란 평소 장 속에 존재하는 여러 가지 균을 말한다.

사실 장내 세균총과 면역의 관계는 최근 기초연구에서 주목받고 있는 분야이며 세계적으로 대발견이 이어지고 있다. 한 특정 세균군이 암 면역 요법의 효과와 관련이 있다는 내용을 담은 연구 결과가 유명 과학잡지에 실리기도 했다.[25] 이로 보아 장내 세균총이 알레르기와 관련되어 있을 가능성은 충분히 있다.

그러나 이는 어디까지나 기초연구 이야기다. '장내 세균총이 어떻게 변하면 알레르기가 일어나는가?' '어떤 균이 아토피 치료에 유효한가?' 등에 관해서는 전혀 밝혀진 바가 없다. 아토피 치료에 장내 세균 이야기를 꺼내 드는 시술자는 '과학적으로 증명되었다'라는 호랑이의 위세를 빌린 여우처럼 근거 없는 치료법을 행하고 있을 가능성이 크다.

관련이 희박한 의학적 발견과 결부하여 자신이 팔고 싶은 상품을 소개하는 수법은 가짜 의학에서 흔히 볼 수 있는 상투적 수단이라는 것을 기억하자.

◉ 예방 접종을 피해야 할까?

선진국에서 알레르기 환자가 급속히 늘어남에 따라 '어릴 때부터 자주 감염되면 알레르기가 생기지 않는다.'라는 가설이 제창되었다. 이를 위생 가설이라고 한다. 몇몇 알레르기 질환과 관련하여 위생 가설을 지지하는 논문이 나왔지만, 완전히 증명된 개념은 아니며 모순을 지적한 논문도 있다. 또한 아토피 분야에는 아직 논문이 적다.

이 위생 가설이 가짜 의학에 이용되는 경우가 많다. 예를 들어 어릴 때부터 감염시켜 두면 알레르기가 쉽게 생기지 않는다는 위생 가설과 결부하여 '아이에게 예방 접종을 일절 하지 말아야 한다.'라고 주장하는 이들이 있다.

　백신은 대부분 바이러스에 대한 것이며, 위생 가설이 바이러스 감염에 관해서도 성립할지는 아직 불분명하다. 이미 아는 사람도 많겠지만, 바이러스와 세균은 별개다. 기생충에 감염되면 알레르기가 억제되기는커녕 보통은 알레르기를 일으키지 않는 옥수수나 바닐라 아이스크림에 반응하게 되었다는 사례도 보고되었다.[26]

　세세한 이야기는 잊어도 된다. 그러나 이것만큼은 기억해 두었으면 한다. '어릴 적 예방 접종 백신을 많이 맞은 탓에 아토피에 걸렸다.' 이에 대한 근거는 전 세계 어디에도 없다.

◉ 금속 알레르기와 아토피의 관계

　아토피 환자 중에는 금속 알레르기가 있는 사람도 있다. 달리 말하면 아토피인 줄 알았더니 사실은 금속 알레르기였던 환자도 있다.
　최근 연구에서 아토피는 외인성 아토피와 내인성 아토피라는 두 가지 유형으로 나눌 수 있다고 제창되었다. 외인성 아토피는 전체 아토피의 80%를 차지하는 드라이 스킨이 대표적이며, 알레르기 검사에서 흔히 보는 '면역글로불린 E(Immunoglobulin E, 이하 IgE)' 수치가 높은 경우가 많다.[27]

이에 비해 내인성 아토피는 드라이 스킨이 별로 두드러지지 않고 IgE가 정상 수치이거나 그리 높지 않은 경우가 많다. 그리고 그 배경에 금속 알레르기가 숨어 있기도 하다.

아토피 환자 중 금속 알레르기가 있는 사람은 대부분 몸에 지니는 귀금속에는 주의해도 **식사에 포함된 금속**까지 의식하는 일은 없지 않을까. 내인성 아토피 환자는 외인성 아토피 환자에 비해 니켈이나 코발트에 알레르기 반응을 보이는 경우가 많은 것으로 보고된 바가 있다.[28]

니켈은 콩류와 초콜릿에 많이 함유되어 있다. 크롬도 초콜릿이나 치즈류에 많이 들어 있다. 그래서 내인성 아토피 환자에게는 패치 테스트를 통해 금속 알레르기 여부를 확인한 다음 초콜릿이나 커피, 그리고 코코아 등을 자제하도록 지도하기도 한다. 다만, 소아기 아토피의 경우는 금속 알레르기가 적은 것으로 보고되었다.[29]

즉 **식사 지도나 생활 개선으로 아토피가 좋아졌다는 목소리 중에는 금속 알레르기의 원인을 제거하게 되었을 뿐인 환자가 포함되어 있을 가능성이 있다.** 누차 말하지만, 근거 없는 극단적인 식사 제한은 아토피를 고치기는커녕 다른 병을 일으킬 가능성이 있다. 전문가의 지도하에 신중하게 진행해야 한다.

민간요법, 정말 효과가 있을까?
: 검증된 과학, 제대로 따져보기

아토피에는 의학적으로 가장 올바른 표준 치료 외에 이른바 민간요법으로 불리는 치료법이 수없이 존재한다. 이번 장에서는 환자들이 쉽게 접하는 민간요법이 얼마나 유효한 것인지 에비던스를 토대로 하나씩 살펴본다. 아토피에 걸린 지 얼마 안 된 사람은 제4장부터 읽기 바란다.

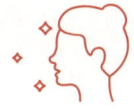

⊙ 스스로 치료법을 판단할 수 있다

아토피를 식사 관리 등을 통해 고치려는 시도를 **보완대체요법**이라고 부른다. 보완대체요법은 표준 치료 바깥에 있는 치료법으로, 가짜 의학이 다분히 섞일 수 있는 위험한 영역이다.

일본완화의료학회는 《암의 보완대체요법 클리니컬 에비던스(2016년판)》를 발간하여 표준 치료 바깥에 있는 치료에 대한 전문가의 의견을 수렴했다. 이 가이드라인이 훌륭한 이유는 보완대체요법을 하나로 뭉뚱그려 의심스러운 것이라고 단정하지 않고 하나하나 꼼꼼하게 해설을 더했기 때문이다.

예를 들어, '마사지는 암에 수반되는 신체 증상을 완화하는가?'라는 질문에 대해 통증이라는 측면에서 논문을 조사해 보면 '마사지는 암 환자의 통증 완화에 유효할지도 모른다.'라고 해설한다. 그러나 이 연구에는 품질에 문제가 있으므로 최종적인 결론은 낼 수 없다고 덧붙였다.

마사지가 림프부종에 효과가 있는지 문헌을 통해 분석해 보면, 암 환자의 림프부종 개선에 마사지는 유효하지 않다는 사실을 알 수 있다. 이 연구 결과에도 '연구의 품질에 개선할 점이 있어 최종적인 결론을 내릴 수 없다.'라는 주석이 달려 있기는 하지만, 이처럼 환자가 그 주제에 관한 정보를 전체적으로 아우를 수 있다면, 환자 스스로 판단할 수 있다.

가령 통증에 시달리는 암 환자가 어쩌면 암의 통증에는 마사지가 효과가 있을지도 모른다는 것을 알게 되면 선택지가 늘어난다. 반대로 암으로 인한 붓기는 마사지를 해도 나아지지 않을 가능성이 크다는 것을 알면, 마사지에 쓸 돈으로 맛있는 음식을 먹거나 여행하거나 다른 데 돈을 써야겠다고 판단할 수 있다.

어떤 질병이 표준 치료만으로 완치되는 것이라면 보완대체요법에 관한 견해는 일절 필요하지 않다고 생각한다. 그러나 실제로 수조 밖은 존재한다. 표준 치료 바깥에 있는 사람들을 서양의학에 종사하는 의사가 못 본 체해서는 안 된다. 에비던스 수준을 이해하면 선택할지 선택하지 않을지를 환자의 가치관에 따라 자유롭게 고를 수 있는 상황을 만들 수 있지 않을까.

아토피 치료에 효과가 있는지 프로바이오틱스, 식사, 바이오필름, 보리지오일(보리지씨오일), 수영 등 다양한 방법에 관하여 연구가 이루어지고 있지만, 안타깝게도 아토피에 대한 효과를 결론짓는 결정적인 연구는 없다.[30]

이제부터 아토피에 대한 보완대체요법을 하나씩 자세하게 살펴보겠다. 다만, 에비던스 수준이 낮은 것도 포함하여 설명하면 양이 너무나도 방대해지므로, 에비던스 수준이 높은 연구 결과들을 모아 최소한으로 필요한 정보만 이야기하겠다.

◉ 아연과 아토피에 관한 에비던스

우리는 '아연을 보충하면 아토피가 낫는다'는 문구를 인터넷에서 찾아볼 수 있을 뿐만 아니라 입소문으로도 심심찮게 접한다. 아연을 풍부하게 함유한 건강보조식품도 다수 판매되고 있다.

아연은 피부의 면역과 장벽 기능에 영향을 준다. 아연이 결핍되면 피부에 염증이 생기는 것으로 알려져 있다. 아연 결핍은 잘 낫지 않는 욕창 등을 일으키는 원인으로 알려졌으며, 이에 아연을 보충하는 치료를 하기도 한다.

그럼 아토피로 좁혀서 생각하면 어떨까. 2019년 발표된 메타분석에서는 열네 가지 관찰 연구(환자에게 치료를 선택시키는 일 없이 데이터를 결과로서 활용하는 방법)와 두 가지 무작위 대조 시험을 정리하여 보고했다.[31] 이 연구 결과에 따르면 아토피 환자는 건강한 사람에 비해 아연 농도가 유의미하게 떨어져 있는 것으로 나타났다. **아토피 환자의 혈중 아연 농도는 일반인에 비해 낮다.**

다만, 건강보조식품으로 아연을 보충하면 아토피를 개선할 수 있을지에 대해서는 의견이 갈린다. 한 무작위 대조 시험에서는 건강보조식품으로 아연을 섭취하면 아토피의 증상이 개선된다고 보고했지만, 또 다른 무작위 대조 시험에서는 아연을 내복해도 아토피는 개선되지 않는다고 보고했다. 다만, 분석에 이용한 각 논문의 품질은 낮다. 그렇게 되면 분석하기 어려워진다.

이 논문을 근거로 한 나의 의견을 말하자면 이렇다. **아연을 무리하게 많이 섭취할 필요는 없다.** 건강보조식품을 먹어 보는 것도 나쁘지는 않지만, 한 가지 우려되는 점이 있다. 바로 아연 섭취로 아토피가 악화할 위험성이다. 즉, 역효과가 날 가능성이 있다. 아연은 금속이다. 이미 설명했듯이 아토피 환자 중 일부에게는 금속 알레르기가 있다.

아연에 대한 알레르기가 있는지 없는지를 알아보려면, 피부과에서 진찰을 받고 패치 테스트라는 검사를 받아야 한다. 피부에 금속 성분을 붙여 며칠 후 빨갛게 부어 있는지 아닌지를 확인하는 알레르기 검사다. 단, 이것은 어디까지나 피부에 금속으로 인하여 염증이 생기는지를 알아보는 검사다. 경구 섭취로 인해 악화하는지 아닌지는 별개 문제다.

패치 테스트로 확인하면서 건강보조식품으로 아연을 섭취한 뒤 아토피 상태가 나빠졌다면 그만두는 것이 좋다. 아연을 계속 섭취하는데 아토피 상태도 좋다면 계속 섭취해도 괜찮다. 그러나 모든 아토피 환자에게 아연이 효과가 있는 것은 아님을 자각해 둘 필요가 있다.

○ 유산균과 아토피에 관한 에비던스

유산균이 아토피 치료에 좋다는 설도 심심찮게 찾아볼 수 있다. TV에서 아토피에 효과가 있는 유산균을 배합한 요구르트와 같은 광고가 나오기도 한다.

유산균이나 비피더스균, 낫토균 등 인간에게 유익한 세균과 그 구성물을 프로바이오틱스라고 한다. 이 프로바이오틱스가 아토피에 효과가 있는지에 대한 연구는 제법 존재한다.

하지만 프로바이오틱스에 관해서는 아토피에 대한 치료 효과가 없다는 논문과 효과가 있다는 논문으로 나뉜다.[32] 종합해서 판단하자면, 결판이 나지 않았다는 말이다. 하물며 **어떤 균에 치료 효과가 있는지에 관해서는 밝혀진 바가 없다**. 이를 바탕으로 몇 가지 에비던스를 소개하겠다.

3세 이하의 유아 아토피 환자를 대상으로 메타분석을 했다.[33] 유아 741명을 대상으로 한 여덟 가지 임상시험을 분석한 결과, 유산균을 섭취하면 아토피 개선 효과를 볼 수 있었다고 한다. 그러나 이 논문에는 환자 수가 너무 적어 유산균이 아토피에 좋다고 단언할 수 없다는 주의 사항이 붙어 있다.

한편, 아토피를 예방하는 데 프로바이오틱스가 유효하다는 메타분석 결과도 있다.[34] 스물여덟 가지 임상 연구를 분석한 결과, 프로바이오틱스에 의한 개입이 아토피가 발병할 위험을 낮추는 것으로 나타났다. 다만, 출생 전과 출생 후 반년 동안 프로바이오틱스 요법을 해야 한다고 결론지었다.

여기까지 읽고 프로바이오틱스 요법을 받아 볼까라고 생각한 사람도 많지 않을까. 사실 안전성과 유효성 때문에라도 프로바이오틱스 요법을 받고 싶다면 조금 더 기다리는 편이 좋다.

앞에서 소개한 코크란 리뷰에 따르면, 프로바이오틱스 요법은 드물게 감염병이나 장 질환을 일으키므로 하지 않는 편이 좋다고 한다. 매우 적은 확률이지만, 아토피에 걸린 아이에게 프로바이오틱스 요법을 했다가 장의 혈액이 끊기는 장관 허혈을 일으킨 사실이 보고된 적도 있다.[35]

==즉, 프로바이오틱스 요법에 관해서는 어느 균을 어느 정도 양으로 섭취하면 좋은지 밝혀지지 않았다.==[36] 아토피를 예방하고자 대량으로 프로바이오틱스를 내복하면 아기에게 다른 영향을 끼칠 수 있는 위험성이 있다. 그리고 해외에서 건강보조식품을 개인적으로 수입하는 것도 신중하게 생각하는 편이 좋다. 프로바이오틱스가 확실히 들어 있다는 보장도 없을뿐더러 오히려 몸에 나쁜 성분이 과다하게 들어 있을 수도 있다.

나의 개인적인 의견으로는 프로바이오틱스 요법을 하고 싶다면, 국내에서 요구르트를 정기적으로 구매해서 먹는 것이 좋지 않을까 생각한다.[37] 이때 당뇨병에 대한 위험을 고려하여 당질 제로를 선택하는 것이 바람직하다. ==즉, 달지 않은 요구르트를 계속 먹는 것 말이다. 다만, 유효 성분의 함유량을 생각하면 매일 몇 개 먹는 정도로는 부족할 것이다.== 솔직히 표준 치료를 제대로 하는 편이 나을 확률은 훨씬 높다고 생각한다.

◉ 알코올과 아토피에 관한 에비던스

술을 마시면 몸이 가려워진다. 이는 아토피 환자 외에도 피부병이 있는 사람이라면 흔히 겪는 일이다. 알코올을 마신 결과 혈류가 좋아져서 피부가 가려워진다. 그리고 세게 긁어서 아토피가 악화한다. 술을 마실 수 있는 아토피 환자라면 누구나 짐작 가는 바가 있지 않을까.

아토피와 알코올에 관한 메타분석도 존재한다. 18가지 연구를 정리한 분석에 따르면 임신 중 음주와 출생아의 아토피 발병률 사이에는 아주 적기는 하지만 양의 상관관계가 있었다고 한다. 그러나 성인 아토피와 알코올 음주 사이에는 관련성이 없었다.[38]

즉, '임신 중에 알코올을 마시던 어머니에게서 태어난 아이 중에는 아토피에 걸린 아이가 많다.' 그리고 '음주자 중에는 아토피에 걸린 사람이 많다.' 사이에는 인과관계가 분명하지 않다.

혼동하지 말아야 할 점은 아이가 아토피에 걸린 직접적인 원인이 임신 중 음주라는 말은 아니라는 것이다. 상관관계는 있지만 인과관계는 불분명하다. 만약 임신 중에 음주했고 결과적으로 자신의 아이가 아토피에 걸렸다고 해도 자책하지 않았으면 한다. 앞으로 아토피에 걸린 아이에게 해 줄 수 있는 일은 자책 말고도 많다.

◉ 담배와 아토피에 관한 에비던스

담배에 관해서는 다양한 암과의 인과관계가 인정되었다. 건강에 신경을 쓴다면 분명 담배는 피우지 않는 편이 좋다. 담배를 피워서 건강해지는 일은 없다.

그럼 담배와 아토피의 관계는 과학적으로 어떻게 생각될까?

담배와 아토피의 관계에 관한 논문은 제법 된다. 86가지 연구를 통해 환자 68만 176명의 데이터를 모은 메타분석을 소개하겠다.[39] 이 연구에 따르면 직접 흡연은 유의미하게 아토피 발병과 상관관계가 있다고 한다. 즉 담배를 피우는 사람 중에는 아토피에 걸리는 사람이 많다는 의미다. 게다가 간접흡연도 아토피와 상관관계가 있는 것으로 나타났다. 주변에 담배를 피우는 사람이 많은 경우 아토피 발병과 관련이 있다.

임신 중 어머니의 흡연과 아이의 아토피 발병에는 관계가 없다는 사실도 보고되었다. 그렇다고 임신 중에 안심하고 담배를 피워도 된다는 뜻은 아니다. 이 연구 논문에서도 연구의 한계에 대해 언급하고 있으며, 임산부의 연구에 관해서는 임신 주기에 의한 영향을 배제하지 못하였다고 기재했다. 즉, 어떤 특정한 임신 주기에서 흡연하는 것이 아이의 아토피 발병과 관련이 있을 가능성은 배제하지 못했다.

여하튼 아토피와 담배는 관계가 있는 것이 분명하다. 그러나 인과관계는 제대로 증명되지 않았기 때문에 담배를 끊으면 아토피가 좋아진다는 보장은 없다. 개인적으로 담배는 폐암이나 기타 호흡기 질환에 걸릴 위험을 높이기도 하기 때문에, 아토피를 열심히 치료하고 싶다면 본인뿐만 아니라 가족도 담배를 끊는 편이 좋다고 생각한다.

◉ 감염병과 아토피에 관한 에비던스

앞서 이야기한 바와 같이 아토피의 원인으로 위생 가설이 제창되었다. 위생 가설이란 어릴 때 더러운 환경에서 자라는 편이 알레르기에 잘 걸리지 않는다고 주장하는 학설이다.

1989년 스트라찬이라는 사람이 처음으로 논문에서 위생 가설이라는 말을 사용했다.[40] 그는 알레르기 질환과 발병 요인을 조사하는 과정에서 영유아기에 감염되면 이후 알레르기 발병률이 떨어진다고 고찰했다. 위생 가설은 꽃가루 알레르기 등 많은 알레르기 질환에 들어맞는다고 보고된 한편, 천식에는 들어맞지 않는다고도 보고된 바 있다. 그리고 아토피에 관해서는 위생 가설이 들어맞는지 아직 결론이 나지 않았다.

위생 가설을 그대로 받아들여 어릴 때부터 많이 감염시키는 편이 좋다는 극단적인 생각으로 육아를 하는 사람들을 가끔 본다.

예를 들어 풍진은 백신을 접종하면 예방될 가능성이 크다. 위생 가설을 바탕으로 백신 접종을 모두 거부하면 풍진에 걸릴 위험이 커진다. 풍진의 가장 큰 문제점은 임산부가 감염되면 아이에게 선천성 풍진 증후군이 출현한다는 점이다. 선천성 풍진 증후군은 심장 질환이나 난청, 백내장 등 다양한 증상으로 나타난다.

위생 가설은 아직 가설 단계다. 알레르기를 예방하겠다는 생각에 위험한 감염병까지 포함하여 아이를 적극적으로 감염시키려는 행위는 매우 위험한 일이다.

◉ 비타민D와 아토피에 관한 에비던스

비타민D와 아토피의 관계도 오래전부터 주목받아 왔다. 혈중 비타민D 농도가 낮으면 천식이나 아토피에 걸릴 위험이 커지며, 실험 수준에서 비타민D의 활성형 물질이 면역 기능을 조정하는 것으로 알려졌다.

그러나 비타민D를 보충하면 아토피에 효과가 있는가에 대해 조사한 논문에서는 '관련이 없었다'라고 결론 내렸다.[41]

비타민D를 과다 섭취하면 부정맥이나 의식장애, 신장 손상 등과 같은 건강 피해를 일으킨다.[42, 43] 이를 바탕으로 나의 개인적인 의견을 말하자면, '아토피 치료를 목적으로 무리하게 건강보조식품을 이용하여 비타민D를 섭취할 필요는 없다'라고 생각한다.

○ 제거식과 아토피에 관한 에비던스

알레르겐이 되는 식품을 사용하지 않고 만드는 식사를 제거식이라고 한다. 일부 아토피 환자는 식품 알레르기와 관련된 원인으로 인해 아토피가 발병한 것으로 생각된다. 감히 결론부터 말하겠다. 문외한이 제거식을 이용하는 것은 위험하다. 하물며 민간요법으로 제거식을 이용하는 것은 너무 위험하다. 절대로 하지 않는 편이 좋다.

소아 아토피 환자를 대상으로 달걀이나 밀 등을 배제한 제거식을 하는 경우가 많다. 다만 극단적인 제거식을 추구하면 일상생활에서 먹을 수 있는 음식이 거의 없다. 그 결과 성장 장애를 초래한 경우를 학회 발표와 논문에서 많이 봤다. 만약 제거식을 이용하겠다면 반드시 의사의 지도하에 해야 한다.

제거식에 관한 품질 높은 에비던스를 하나 소개하겠다. 아토피 치료를 위한 제거식 이용에 관하여 에비던스 수준이 높은 코크란 리뷰에서 설명한 바가 있다.[44] 421명을 대상으로 한 9가지 무작위 대조 시험을 분석했다. 그리고 다음과 같이 결론지었다. "달걀에 대한 특이 IgE가 양성으로 나와 달걀 알레르기가 의심되는 영아에게는 달걀 제거식 이용이 아토피 개선에 효과적일 수도 있다."

무작정 달걀을 제거한다고 해서 효과가 있는 것은 아니다. 그리고 달걀 이외의 제거식에 관해서는 에비던스 수준이 높은 연구 결과가 없다.

이를 바탕으로 생각하면, 달걀 알레르기일 가능성이 큰 유아에게만 의사의 지도하에 달걀 제거식을 이용하면 효과적일 수도 있다. 코크란 리뷰에서는 달걀에 대한 특이 IgE가 양성일 경우 달걀 알레르기로 판정했다고 쓰여 있다. 혈액으로 검사 가능한 MAST 검사는 피부과, 소아과, 가정의학과에서도 가능하니 자주 진료를 받는 곳에서 확인한 뒤 진행해 보는 것을 추천한다.

일본 아토피 가이드라인에는 "알레르겐 특이적 IgE가 양성이었을 뿐, 그 식자재가 식품 알레르겐이라고 보면 안 된다."라고 쓰여 있다. 원인으로 추정되는 식자재를 제외한 후에 조금 더 먹어 보는 부하 시험도 시행하거나 피부 테스트의 결과를 참고하여 전문가가 종합적으로 판단한다.

그리고 주의할 점은 제거식만으로는 아토피가 완치되지 않는다는 것이다. 어디까지나 평소 치료하는 데 한정적으로 보조하는 수단으로 생각해야 한다.

○ 당질 제한과 아토피에 관한 에비던스

당질 제한은 다이어트 광고를 통해 유명해졌다. 대중매체와 인터넷에서는 온갖 질병에 당질 제한이 유효한 것처럼 착각하게 만드는 보도가 이어지고 있다.

아토피와 당질 제한에 관해서는 에비던스 수준이 높은 연구 결과가 없다. 모든 것은 개인적 경험담일 뿐이다.

앞에서 이야기했듯이 극단적인 당질 제한은 케톤증과 케톤산증을 일으킬 위험이 있다. 현 단계에서 당질 제한은 유효성보다 위험성이 더 높은 대체요법인 듯하다. 물론 향후 연구가 진행됨에 따라 당질 제한이 아토피 치료에 효과적이라는, 에비던스 수준이 높은 연구 성과가 나올 가능성도 있다.

이렇게 설명하면 "실험 대상이 되어도 좋으니까 하게 해 주세요."라고 말하는 사람이 있다. 그 마음은 이해한다. 하지만 잘 생각해 보기를 바란다. 실험 대상이 되어 효과를 보지 못하고 끝날 뿐이라면 그래도 괜찮다. 그러나 만약 몸이 망가지게 된다면 지금보다 더 고통스러운 삶을 보내야 할 텐데, 그 상황을 정말로 받아들일 수 있는가. 극단적으로 이야기하자면, 신장이 나빠져 평생 투석을 해야 할 위험성을 떠맡으면서까지 실험 대상이 될 각오가 있는가. 자신만은 괜찮으리라 생각하지는 않는가?

건강을 해칠 위험이 있는 민간요법은 내 몸에 나쁜 영향만 남을 수 있다는 점을 항상 잊지 않아야 한다.

◉ 수면과 아토피에 관한 에비던스

내가 조사한 바로는 **양질의 수면을 취하면 아토피가 좋아진다고 결론 내린 에비던스 수준이 높은 논문은 없다.** 하지만 아토피 환자들은 실제로 가려워서 잠을 제대로 못 자기 때문에 수면 부족이 이어지면서 아토피도 악화된다고 느끼는 사람이 많다.

수면뿐만 아니라 '생활 습관과 아토피'에 관해서는 의학이 환자의 경험을 따라가지 못하는 경향이 있다. 그리고 의학적으로 증명되었다고 해서 환자가 바로 그 혜택을 받는 일도 별로 없다.

예를 들면 수면 부족이 아토피에 나쁜 영향을 미치는 메커니즘을 상세하게 기록한 연구 결과가 나왔다고 해서 이 연구 성과가 환자에게 직접 도움이 되는 일은 거의 없을 것이다. 수면 부족으로 아토피가 악화한 경험이 있는 사람들이 듣기에는 '뭘 이제 와서 새삼스럽게.' 싶은 이야기이기 때문이다.

이러한 환자의 실감과 의학적 에비던스의 시차는 환자와 의사 사이에 인식 차이를 일으킬 수 있다. "잠이 부족하면 아토피가 심해져요."라고 호소하는 환자에게 "그런 일은 없어요."라고 아무렇지도 않은 얼굴로 말하는 의사가 있다. 에비던스는 완벽하다고 오해하고 있기 때문이다.

의학은 에비던스로 뒷받침되는 학문이다. 그리고 에비던스는 항상 뒤를 쫓는다. 에비던스가 없는 부분은 옳을 수도 있고 틀릴 수도 있는, 아직 결판이 나지 않은 부분이다.

그러나 당연한 것을 과학적으로 증명하는 일도 그로부터 새로운 발견으로 이어질 수 있다는 점에서 의미가 있다. 메커니즘을 알면 미세한 분자에 착안한 치료법으로 발전할 가능성도 있다. **바로 실용화로 이어지는 연구를 좋은 연구라고 생각하기 쉽지만, 미래에 어떤 연구가 도움이 될지는 아무도 모른다.** 아무도 당첨될 복권을 알아볼 수 없듯이 기초연구라는 싹은 실제로 자랄 때까지 그 가치를 온전히 알 수 없는 것이다. 그런 의미에서 수면과 아토피는 현재 의학적인 에비던스가 적은 주제다.

◉ 진드기와 아토피에 관한 에비던스

　진드기 방지 용품과 공기청정기는 수많은 아토피 비즈니스가 진출한 분야다. 예전에는 진드기 방지를 전면에 내세운 아토피 환자용 침구가 수백만 원에 판매되기도 했다. 하지만 '진드기 방지 용품이나 공기청정기를 쓰면 아토피가 좋아진다'는 연구 결과는 아쉽게도 없다. 사실 논문 자체가 거의 없다.

　물론 위생상 진드기 대책은 중요하다. 이불을 청소기로 빨아들이거나 진드기 방지 시트를 사용하는 것은 일본피부과학회가 공개한 아토피 피부염 가이드라인에서도 권장하는 진드기 방지 대책이다. 인터넷에서 진드기 방지 시트로 검색해 보면 몇만 원이면 살 수 있는 상품들이 널렸다. 다만 이들 상품에 정말 진드기 방지 효과가 있는지는 검증되지 않았다.

　나로서는 여유가 있다면 해 봐도 괜찮다는 정도로만 권장하고픈 수준이다. 몇 만원이면 구매할 수 있으니 적어도 수백만 원을 들일 가치는 없다.

● 스트레스와 아토피에 관한 에비던스

스트레스로 아토피가 악화되는 예도 많다. 이는 많은 환자가 경험하고 외래 진료 때도 자주 듣는 이야기다. 그러나 아토피와 스트레스의 관계, 그리고 스트레스를 받으면 몸이 가려워지는 메커니즘에 관해서는 유의미한 에비던스가 아직 없다.

하지만 의사들은 환자들에게 스트레스와 나이라는 말을 자주 사용한다. 의사에게 편리한 말이기 때문이다. "이 병의 원인이 뭔가요?"라고 물었을 때 "스트레스죠." "나이 탓이에요." 그런 식으로 대답하면 환자는 할 말이 없어진다. 스트레스와 나이를 내세워 치료를 포기하게끔 하는 것은 다소 치사하다고 생각하면서도 병원에 있다 보면 쓰게 되는 상황이 생긴다.

의사에게 "스트레스죠."라는 말을 들었을 때 이렇게 대응하라고 이야기해 주고 싶다. "구체적으로 어떤 걸 조심하면 될까요?" 그렇게 의사에게 되묻는 것이다. "제가 평소 생활하면서 조심해야 할 점을 가르쳐 주세요."라고 해도 괜찮다. 스트레스라는 모호한 말을 구체적인 행동에 반영할 수 있도록 의사와 상의해 보기를 바란다.

임신 중 스트레스와 아토피에 관해서는 메타분석이 존재한다. 이 분석에 따르면, 임신 중 스트레스, 예를 들면 일상생활에서 일

==어나는 부정적인 일, 불안, 우울, 사별, 고통, 업무상의 긴장 등은 아토피와 관련 있다==고 한다.[45]

스트레스와 아토피에 관한 에비던스가 부족한 요인 중 하나는 어느 정도의 스트레스인지를 객관적으로 평가하기 어렵기 때문이다. 같은 일이라도 사람마다 스트레스를 받는 방식이 다르다. 될 수 있는 한 스트레스를 느끼지 않도록 노력하는 것만으로도 스트레스를 느끼는 사람이 있다.

개인적으로 스트레스를 줄이고 마음의 안정을 유지하기 위해서는 가능한 한 즐거운 시간을 늘리는 수밖에 없다고 생각한다. 스트레스의 근원에 대하여 생각하지 않으려고 의식하는 순간 이미 그것을 생각하고 있는 셈이다. 그렇기에 ==다른 즐거운 것에 대해 생각하고 행동하는 시간을 늘리도록== 노력하는 편이 더 정신적으로 안정된다. 나는 직장에서의 스트레스로 인해 괴로울 때면 X(옛 트위터)로 도망치고는 한다. X는 X대로 스트레스를 받지만, 업무상의 스트레스와는 또 다르다.

◉ 비만과 아토피에 관한 에비던스

피부병 중에는 비만과 관련된 질병이 몇 가지 있다. 특히 서구에는 건선의 환자 수가 아토피와 같거나 그보다 많은 것으로 알려졌으며, 건선은 피부 알레르기로 만성적인 질환이다. 내가 실제로 만난 건선 환자 중에도 비만 경향인 사람이 많다.

비만과 아토피에 관한 메타분석이 하나 있지만, 이 연구에서도 상관관계만 밝혀졌을 뿐 인과관계는 불분명하다.[46] "**아토피를 치료하려면 살을 빼자.**"라고 권하는 사람도 있지만 여기에는 **전혀 근거가 없다**는 이야기다.

아토피 환자는 어떤 다른 원인으로 인해 뚱뚱한 사람이 많은 것뿐일지도 모른다. 아토피 때문에 괴롭힘을 당해 집에서 나오지 않게 되어 버린 환자도 있다. 좀처럼 운동을 할 수 없는 상황에서 비만 경향이 되는 것은 당연하다.

물론 비만은 심혈관계나 생활습관병 등 다양한 질병의 원인이 되므로 개선하는 편이 좋다. 다만 비만과 아토피를 결부하고 더 나아가 민간요법과도 연결 짓는 데는 주의해야 한다.

◉ 오메가3 지방산과 아토피에 관한 에비던스

오메가3 지방산은 다가불포화지방산 중 하나로 에이코사펜타엔산EPA과 도코사헥사엔산DHA의 근원이다. 연어, 송어, 참치 등 생선과 유채 기름 등 식물성 기름에 포함되어 있다.

오메가3 지방산을 많이 섭취하면 아토피가 개선된다는 가설이 있다. 그러나 아직 오메가3 지방산을 이용한 대규모 아토피 연구가 이루어진 적은 없다.[47] **따라서 확실한 근거가 없다.** 오메가3 지방산을 함유한 식자재를 좋아한다면 의식적으로 많이 섭취해도 괜찮다. 그러나 이것만으로 아토피가 나을 수 있다고 생각해서는 안 된다.

몇 번이고 거듭 말하지만, 식사는 어디까지나 표준 치료의 보조적인 수단으로 생각해야 한다. 식사만으로 아토피를 고치려고 했다가 오히려 아토피를 더 중증으로 만들 수도 있다.

○ 표백제 목욕 요법에 관한 에비던스

표백제 목욕 요법은 소독에 이용하는 차아염소산나트륨을 넣은 목욕물에 몸을 담그는 아토피 치료법이다. 왜 소독제를 넣은 물에 목욕을 하자는 발상이 나왔는가 하면, 피부의 세균이 아토피를 악화하는 인자로서 문제시되고 있기 때문이다.

피부에는 다양한 세균이 존재한다. 이들은 상재균이라고 부르며, 대부분은 피부에 해를 끼치지 않는다. 그러나 독소를 가진 균이 번식하기도 하는데, 예를 들어 황색포도상구균은 아토피 환자의 습진 악화에 영향을 미치는 것으로 여겨진다. 황색포도상구균을 줄이면 아토피 치료에 좋다고 해서 탄생한 것이 바로 표백제 목욕 요법이다.

그러나 다섯 가지 연구를 정리한 메타분석 결과에 따르면, 현재 표백제 목욕 요법에 효과가 있다는 결론은 도출되지 않았다.[48] 오히려 분석한 연구 중 한 연구에서는 일반적으로 목욕했을 때 아토피가 더 개선되었다고 보고했다.

그리고 내 개인적인 의견으로는 표백제 목욕 요법은 하지 않는 것이 좋다고 생각한다. 평범하게 목욕하는 것만으로도 충분할 듯싶다. 표백제 목욕 요법은 황색포도상구균뿐만 아니라 피부에 존재하는 건강한 상재균까지 죽이기 때문에 길게 보면 아토피를 악화시킬 수 있다.

물론 앞으로 대규모 시험이 진행되어 표백제 목욕 요법의 유효성이 증명될 수도 있다. 그러나 검증되지 않은 방법을 시도하기 위해 스스로를 실험대에 올릴 필요는 없다. 안전하고 효과가 있다는 사실이 증명될 때까지 기다리는 편이 낫다.

◎ 한방 치료와 아토피에 관한 에비던스

한방 치료가 아토피에 쓰이는 예는 많다. 시험관 실험 수준에서 일정한 효과가 인정된 분석은 몇 가지 있지만, 한방과 아토피에 관한 메타분석에서는 그 효과가 증명되지 않았다.[49, 50, 51] 단, 한방에도 다양한 종류가 있다. 그 하나하나를 전부 세세하게 분석한 논문은 거의 찾아볼 수 없어 평가하기 어려운 보완대체요법이다.

개인적으로는 한방을 이용한 아토피 치료법을 부정하지 않는다. 하지만 한방 전문가의 지도하에 해야 한다. 표준 치료를 부정하고 한방만 권장하는 사람도 있으므로 주의하자.

한방과 마찬가지로 약초(허브)를 외용하는 치료법도 검토되고 있다. 품질 높은 연구라고는 할 수 없지만, 석산과의 구근 식물인 리코리스와 유럽부터 중앙아시아까지 걸쳐 분포하는 여러해살이 허브인 세인트존스워트가 아토피 치료에 효과가 있었다고 보고되었다.[52] 리코리스와 세인트존스워트는 화장품에 배합하여 판매하는데, 화장품에 포함된 농도로도 아토피 치료에 효과가 있는지는 불분명하다. 약초에 관해서는 현재 추천할 만한 의약품이나 상품이 없기 때문에 돈을 낭비하지 않았으면 한다.

◉ 수성 밀폐 요법에 관한 에비던스

아토피 환자의 환부에 스테로이드를 바르고 그 위를 젖은 붕대로 덮는 방법을 수성 밀폐 요법WWT, Wet Wrap Therapy이라고 하며 한때 주목을 받았다. 젖은 붕대 대신 랩으로 감는 방법도 보고되었다.

2017년에 이 수성 밀폐 요법에 대해 메타분석이 이루어졌다. 그 결과 수성 밀폐 요법은 스테로이드만 바르는 표준 치료와 효과에 차이가 없는 것으로 나타났다. 게다가 피부 감염 위험이 통계학적으로 유의미하지 않지만, 증가하는 경향을 보였다. 즉, 수성 밀폐 요법은 효과를 기대할 수 없을 뿐만 아니라 더 쉽게 감염증을 일으킬 수도 있다는 면을 보여 주는 데이터다.[53]

붕대와 관련해서 말하자면 투비패스트Tubifast라는 상품이 있다. 습진 부위를 덮는 서포터 유형의 붕대로, 긁힘 방지를 노린 상품이다. 종종 아침에 피투성이가 된 이불 속에서 일어나는 중증 소아 아토피 환자에게 활용하기 편리한 아이템이다.

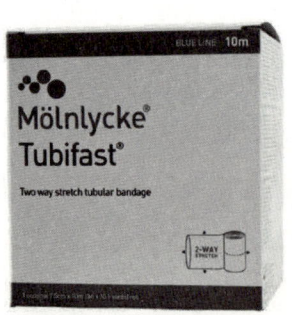

투비패스트

소아 아토피를 관리하는 데는 편리한 제품이지만, 현재로서는 수성 밀폐 요법과의 병용, 즉 습진 부위에 스테로이드를 바르고 투비패스트를 적셔 환부를 덮는 식으로 사용할 필요는 없지 않을까.

○ 알레르겐 특이 면역 요법에 관한 에비던스

알레르겐 특이 면역 요법이란, 예를 들어 진드기 성분 등 알레르겐을 소량씩 몸에 투여하여 알레르기 반응을 일으키지 않도록 하는 치료법이다. 예전에는 감감작요법으로도 불렸다. 우선 그 알레르겐에 대해 알레르기 반응이 일어나는지 검사해야 한다. 현재 **알레르겐 특이 면역 요법에서 사용 가능한 알레르겐은 진드기(집 먼지)와 삼나무 꽃가루**다.

첫 번째로 혈액 검사를 통해 해당 알레르겐에 대해 특이 IgE의 수치가 높은지 확인한다. 단, 혈액 검사만 해서는 불충분하다. 알레르기 반응을 일으키지 않는 사람도 꽃가루 등의 알레르겐은 양성으로 나오는 사람이 많기 때문이다. 그래서 알레르겐을 피하에 소량 주입하여 실제 알레르기 반응을 일으키는 물질인지 판정하는 피부 테스트를 한다. 여기서 반응이 나오면 그 사람은 해당 알레르겐에 대해 알레르기 반응을 일으키는 것으로 판명된다.

참고로 나는 유년기에 소아 천식을 앓았기 때문에 이 치료를 받았다. 당시에는 아직 임상시험 단계여서 차로 한 시간 정도 걸리는 멀리 떨어진 병원에 정기적으로 방문했다. 알레르겐 특이 면역 요법은 피하 주사 요법과 설하 면역 요법이 있으며, 내가 받던 것은 피하 주사 요법이다. 두 방법 모두 꽃가루 알레르기, 알레르기성 비염, 천식 등에 어느 정도 효과가 있는 것으로 보고되었다.

그럼 아토피에 대해서는 어떨까. 아토피 치료에는 효과가 없다는 보고와 효과가 있다는 보고 모두 존재한다. 즉, 아토피에 대한 알레르겐 특이 면역 요법 효과에 대해서는 아직 결론이 나지 않았다.[54, 55, 56] 앞으로 연구가 발전한 후의 결과를 기다리는 편이 좋다.

알레르기 검사를 할 때 한 가지 주의할 점이 있다. 식품 알레르기 검사에는 IgE와 IgG가 있다. IgE 검사는 병원의 보험 적용 범위 내에서 받을 수 있는 검사지만, IgG 검사는 비급여 검사여서 자기 부담금이 든다(한국의 실손 보험마다 다르므로 확인 필요).

알레르기에는 급성과 지연성이 있으며 급성에는 IgE, 지연성에는 IgG가 관계된다. 따라서 논리적으로 특정 음식에 대한 IgE를 측정하면 급성 알레르기에 대해 알 수 있고, IgG를 측정하면 지연성 알레르기에 대해 알 수 있다고 생각하기 쉽다.

그러나 IgG는 일반인의 체내에도 상당히 존재한다. 특정 음식물에 대한 IgG를 측정해도 그 음식물에 대한 지연성 알레르기가 있는지는 전혀 알 수 없다. 오히려 지나치게 신경 쓰는 바람에 식사를 제한하다가 건강 피해를 입을 수도 있다. 그래서 일본 소아알레르기학회에서는 '식품 IgG 검사는 권장하지 않는다.'라는 견해를 발표했다.

이 식품 IgG 검사는 보험이 적용되지 않아 가격도 비싸다. 여전히 대중매체에서 소개되기도 하지만, 전혀 의미가 없을뿐더러 오히려 건강에 피해를 줄 수 있으므로 주의해야 한다.

● 수기 치료, 침, 뜸 치료와 아토피에 관한 에비던스

아토피에 대해 수기 치료나 침, 뜸 치료가 효과적인지에 관한 에비던스 수준이 높은 연구 결과는 없다. 내가 몸담은 서양의학 관점에서 보면 수기 치료와 침, 뜸 치료는 아토피에 대해 효과적이지 않다.

다만 동양의학과 서양의학은 전혀 다른 분야다. 나 역시 성실하게 동양의학을 공부한 사람을 서양의학 관점에서 부정하는 것은 상당히 실례되는 일이라고 생각한다. 수기 치료나 침, 뜸 치료에 따른 긴장 완화 효과로 정신적인 면에서 도움을 받아 아토피가 좋아질 수 있을지도 모른다. 그래도 내가 내 병을 고친다면 동양의학보다 서양의학을 따를 때 치료될 확률이 높다고 생각한다.

그리고 동양의학을 진지하게 행하고 있는 사람이 있는가 하면, 그저 돈벌이에 이용하고 있는 사람도 있다. 비싼 치료비를 챙기거나 서양의학을 완전히 부정해 놓고서 막상 자신이 병에 걸리면 병원을 찾는 사람이 있다. 그런 사람에게 진찰받는 일은 없도록 하자.

◉ 종교·기 치료·물과 아토피

우리나라에서는 신앙의 자유를 인정하고 있기에, 나도 종교는 참견할 분야가 아니라고 생각한다. 나는 종교가 병을 고치기 위해서가 아니라 마음을 구원하기 위해서 존재하는 것이라고 생각한다.

어떤 사람은 기 치료나 아토피가 낫는다는 물을 치료법으로 취급하기도 한다. 분명히 해 두겠다. 기 치료로는 아토피가 낫지 않는다. 그리고 이 세상에 아토피에 효과가 있는 물은 따로 존재하지 않는다. 어떤 이름을 붙여도 물은 물 이상도 그 이하도 아니다.

◉ 플라세보 효과 vs. 노시보 효과

이미 앞에서도 말했지만, 정말 중요하기 때문에 다시 한번 말한다. 플라세보 효과란 진짜와 똑같아 보이지만 유효 성분이 들어 있지 않은 모조품 약을 환자에게 투여해도 일정한 효과가 나타나는 현상을 말한다. **결국 암시 효과다.** 그러나 암시는 일정한 비율로 어떤 질병에도 효과가 있다. 아토피에 대해서도 이 플라세보 효과만으로 가려움증이 가라앉는다는 메타분석이 존재한다.[57]

이것은 매우 흥미로운 동시에 정말 악용되기 쉬운 분석 결과다. **실제로는 효과가 없는 건강보조식품을 민간요법을 앞세워 판매하는 사람에게는 더할 나위 없이 안성맞춤이다.** 어떤 것이 되었든 플라세보 효과에 의해 가려움증이 가라앉는다는 것은 에비던스가 없는 고액의 물을 환자에게 팔아도 일정한 수의 환자는 효과를 실감하게 된다는 말이다.

플라세보 효과의 반대를 뜻하는 노시보 효과라는 개념도 있다. '이 약은 효과가 없다', '약의 부작용이 일어나지는 않을까?' 그러한 생각을 가지면 실제로 약이 잘 듣지 않거나 부작용이 일어나기 쉽다는 개념이다.

민간요법을 추진하는 사람 중에는 이 플라세보 효과와 노시보 효과를 잘 이용하는 사람도 있다. **자신이 권하는 치료법에 대해서**

는 플라세보 효과가 있도록 설명하고, 적대하는 표준 치료에 대해서는 노시보 효과가 최대한 발휘되도록 설명하는 경우가 많다.

민간요법의 효과를 매력적으로 설명받았을 때 환자가 할 수 있는 일도 있다. 바로 있는 그대로 받아들이기보다 "그건 플라세보 효과 아닌가요?" 하고 직접 묻는 것이다. 이때 상대방이 체험담을 들며 반론하면 플라세보 효과일 가능성이 크다. 제대로 비교하고 검토하지 않았기 때문에 에비던스라고도 할 수 없는 체험담을 증거로서 내밀 수밖에 없다고, 그렇게 판단할 수 있다.

또 "이렇게 많은 환자에게 효과가 있었으니 플라세보 효과만으로는 설명되지 않는다."라고 하면, 앞서 소개한 플라세보 효과가 피부병을 개선한다고 하는 논문이 존재한다는 사실을 모른다는 증거이기도 하다.

만약 '속더라도 아토피만 좋아진다면 괜찮지 않을까?'라고 생각하는 사람은 우선 속지 않고도 아토피가 좋아지는 방법으로 시선을 돌려야 한다. 당신이 누군가에게 속아도 될 이유는 이 세상에 단 하나도 없다.

제4장

스테로이드, 정말 그렇게 나쁠까?
: 가장 불안해하는 것에 대한 정확한 설명

지금부터 이 책에서 가장 중요한 정보를 다룬다. 스테로이드 외용제를 사용하여 치료하고 있거나 가장 효과적인 스테로이드 사용법과 주의점을 알고 싶다면 이 장을 참고하라. 의학의 역사를 바탕으로 현 시점에서 가장 올바른 치료법의 모든 것을 소개한다.

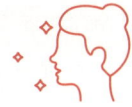

○ 탈스테로이드 중이라면 꼭 알아야 할 것

첫 번째로 하고 싶은 말이 있다. 지금 현재 탈스테로이드 요법, 소위 '탈스' 중인 환자는 이번 장을 건너뛰고 읽기 바란다. 여기서 단번에 듀피젠트에 대해 설명하는 제6장으로 넘어가도 상관없다.

이번 장은 다음과 같은 사람들이 읽었으면 한다.

- 이제 처음으로 스테로이드 외용제를 사용하는 사람
- 과거 탈스를 했으나 현재는 표준 치료를 받고 있는 사람
- 주위에 탈스한 사람이 있는 사람
- 앞으로 탈스를 할까 고민 중인 사람

탈스 중인 환자들에게 이번 장을 건너뛰라고 한 큰 이유는 읽다 보면 상처받을 것 같아서다. 그리고 반드시 화나게도 할 것 같다. 나는 누군가에게 상처를 주기 위해 이 책을 쓴 것이 아니다. 아토피로 괴로워하는 사람들을 돕기 위해 썼다.

 나는 외래에서 표준 치료를 한다. 단, 탈스 환자가 진찰을 받을 때는 평소 진료와 다른 스타일로 대한다. 절대 환자에게 스테로이드 외용제를 밀어붙이지 않는다. 스테로이드 이야기조차 하지 않을 때도 있다.

 우선 그 환자가 스테로이드를 완강히 거부하는 이유, 스테로이드가 싫다고 생각하게 된 계기나 경험에 관해 묻는다. 이 책의 첫머리에서도 이야기했던 것처럼 나는 환자를 탈스 치료로 치닫게 하는 가장 큰 원인 중 하나가 의사에게 있다고 생각하기 때문이다.

 환자들의 이야기를 잘 들어 보면, 탈스 중인 사람들은 대부분 정말 괴로운 경험을 했다. 그래서 내가 "탈스는 잘못된 선택이에요. 위험하니까요. 지금 바로 스테로이드 치료로 전환해 주세요." 그런 식으로 말했다가는 역효과가 난다. 그렇게 점점 더 표준 치료로부터 멀어지게 될 모습이 눈에 선하다.

 그래서 탈스 중인 사람들에게 만약 당신의 마음속에서 무언가가 바뀌어 '이번 장을 읽어도 괜찮으려나.' 하는 생각이 들 때까지 여기서 일단 읽기를 멈추고 넘어갔으면 한다.

● 에비던스가 입증한 치료법

지금까지 식사와 생활 환경, 아토피의 관계에 관해 이야기했다. 그리고 민간요법에 관해 에비던스 이론을 바탕으로 소개했다. 이 책의 첫머리부터 여기까지 읽은 사람은 모두 에비던스의 품질이 충분하지 않다든가, 해 보지 않으면 모른다든가, 개인차가 크다든가, 확실하지 않은 것들만 있지 않은가, 그렇게 느낄 것이다.

여기서부터 에비던스의 제왕이라고 불리는 치료법을 소개한다. 바로 표준 치료다. ==표준 치료야말로 에비던스 수준이 최강인 치료법이다.== 아토피처럼 환자 수가 많은 질병은 반드시 무작위 대조 시험을 이용한 매우 품질 높은 연구를 통해 효과를 판정하고, 의료 현장에서는 승자로 남은 치료법만 표준 치료로서 사용한다.

표준이라는 표현에는 평범하다는 뉘앙스가 있기 때문인지 '특별한 치료법보다 등급이 낮은 치료법이 아닐까?' 하는 생각이 들 때가 있다. 그러나 절대 그렇지 않다. 표준 치료야말로 가장 신뢰할 수 있는, 그리고 현재 가장 효과가 실증된 치료법임을 기억해 두었으면 한다.

그럼, 아토피의 표준 치료란 무엇인가?

스테로이드 외용제를 사용하는 치료다.

스테로이드 외용제는 치료 효과, 부작용, 비용 등 모든 면을 고려했을 때 대다수의 아토피 환자에게 유익하며, 이를 이길 수 있는 치료법은 아직 나타나지 않았다. 모든 아토피 환자가 표준 치료에서 출발해야 하는 이유는 그동안 쌓인 수많은 연구 성과에 뒷받침된 혜택을 받을 수 있기 때문이다.

표준 치료를 정리한 것을 가이드라인(진료 지침)이라고 부른다. 가이드라인은 학회에서 전문가가 모여서 검토하여 작성한다. 대부분이 일반인에게 공개되어 있어 인터넷에서 병명 가이드라인 등으로 검색하면 누구라도 읽을 수 있다.

가이드라인을 작성할 때는 세계적인 규칙이 있으며, 최근 가이드라인은 2000년에 시작된 GRADE 방법론에 기초하여 작성되는 경우가 대부분이다. 이 기준에 근거하는 한 개인적인 의견이나 제약 회사와의 유착이 파고들 여지는 거의 없다.

○ 의사를 믿을 수 없을 때

내가 보고 들은 한에서는 의사는 대부분 신뢰할 수 있다고 생각한다. 그래도 자신의 주치의를 믿지 못하게 되었을 때 이 마법의 말을 사용해 보면 어떨까.

바로 "제 병의 표준 치료는 뭔가요?"라고 묻는 것이다.

이때 제대로 대답할 수 있는가에 따라 그 의사의 의료 수준을 확인할 수 있다. 희귀병인 경우 표준 치료가 존재하지 않을 수도 있다. 이때는 반드시 "현재 이 병에는 표준 치료가 존재하지 않는다."라고 답할 수 있어야 한다.

의사가 설명하는 표준 치료가 지금 자신이 하는 치료와 다를 수 있다. 그러면 "선생님이 방금 설명하신 치료는 표준 치료와 다른데 왜 그런가요?" 하고 이유를 묻는다. 이때 의사가 표준 치료를 완전히 부정한다면 다른 의사로 바꾸는 것이 좋다. 향후 치료를 둘러싸고 문제가 발생할 가능성이 크다. 게다가 문제가 발생하면 울며 겨자 먹기로 넘어가야 하는 위험성도 있다.

◉ 근육 증강제와는 별개다

그럼 스테로이드에 관한 설명을 시작해 보겠다. 스테로이드는 정말 많은 오해를 산 약이므로 소개부터 하려고 한다.

우선 스포츠 도핑 등으로 화제가 되는 근육 증강제용 스테로이드와 아토피 치료에서 사용하는 스테로이드는 별개다. 스테로이드는 호르몬의 일종이며, 스테로이드 호르몬에는 여러 종류가 있다. 남성 호르몬이나 여성 호르몬 등과 같은 성호르몬과 부신에서 만들어지는 부신피질호르몬이 있다.

근육 증강제로 쓰이는 호르몬은 성호르몬에 속한다. 도핑 등으로 인해 문제가 되는 것은 남성 호르몬인 테스토스테론을 모방한 합성 약품으로, 통칭 '아나볼릭 스테로이드 호르몬'이라고 부른다.

반면 **아토피를 비롯한 질병에 사용되는 스테로이드는 부신피질호르몬**이다. 신장 위에 존재하는 작은 장기 부신에서 생성되는 호르몬을 가리킨다. 부신피질호르몬은 더 세세하게 세 종류로 나눌 수 있다. 바로 당질 코르티코이드, 무기질 코르티코이드, 부신 안드로겐까지 세 종류다. **아토피 치료에는 당질 코르티코이드의 합성체를 사용**한다.

앞으로 이 책에서 언급하는 스테로이드는 기본적으로 아토피 치료에서 사용하는 부신피질호르몬을 이용한 스테로이드 외용제를 가리킨다.

● 두려움의 거대한 대가

스테로이드에는 염증을 억제하는 효과(항염증 작용)가 있다. 1949년 류머티즘성 관절염 환자에게 처음으로 스테로이드를 사용했더니 누워 지내던 환자가 움직였다는 소식이 퍼졌다. 이 발견 이후 스테로이드는 교원병을 비롯한 자가면역질환에 널리 쓰이게 되면서 수많은 사람의 목숨을 구했다.

그런데 왜 이렇게까지 스테로이드를 무섭다고 여기게 되었을까. 사실 여기에는 대중매체의 영향이 크다.

1994년 내가 고등학생이었을 무렵에 TV 보도 프로그램에서 특집으로 스테로이드의 악영향에 관한 방송을 보았다. 그 프로그램에서 **뉴스 캐스터가 "스테로이드 약은 악마의 약입니다."라고 단언**하면서 그 소문이 널리 퍼지게 되었다. 방송이 나간 이후 아토피 환자들은 일제히 스테로이드 치료를 떠났고, 상태가 악화되자 허둥지둥 피부과로 돌아온 사람도 많다고 한다.

게다가 그 후 스테로이드를 둘러싼 혼란이 수습되기는커녕 오히려 확대되었다. 아토피 비즈니스라고 불리는 악질적인 민간요법이 대거 등장한 탓이다. 비싼 진드기 방지 침구나 건강식품 등으로 인해 경제적으로, 그리고 육체적으로 큰 손실을 본 아토피 환자가 늘어났다.

○ 혼란을 부추기는 부작용의 몰이해

스테로이드에는 강도 등급이 있다. 얼굴 등 피부가 얇은 곳에 강한 등급의 스테로이드를 계속 사용하면 주사 피부염을 일으킬 수도 있다. 그러면 모세혈관이 튀어나와 얼굴에 홍조가 나타나는 증상이 생긴다.[58] 이 주사 피부염 때문에 실제로 고통받은 환자들의 정보와 다른 부작용과 유언비어가 뒤섞여 보도되는 바람에 대혼란이 빚어졌다.

왜 얼굴에 강한 스테로이드를 바르면 부작용이 생길까. 스테로이드는 신체 부위에 따라 흡수되는 정도가 달라지기 때문이다. 비교적 부드러운 팔 안쪽 피부에서 흡수하는 정도를 1이라고 했을 때, 볼은 13배나 쉽게 흡수한다. 따라서 얼굴에는 되도록 약한 등급의 스테로이드를 사용해야 한다. 반대로 발바닥은 피부가 두꺼워 팔 안쪽에서 흡수하는 정도의 0.14배밖에 되지 않는다. 강한 스테로이드를 바르지 않으면 효과를 볼 수 없다.

즉 스테로이드를 바르는 부위나 약의 세기를 잘못 선택하면 당연히 부작용이 일어날 위험도 커진다. 1980년대 피부과 의사들은 부위에 따른 올바른 강도의 스테로이드를 처방하는 데 철저하지 못했다. 스테로이드의 부작용에 대해서는 뒤에서 더 자세히 설명하겠다.

◉ 피부가 검어진다는 잘못된 정보

스테로이드 부작용에 관하여 명백하게 잘못된 정보나 유언비어도 많다. 예를 들어, 스테로이드를 바르면 피부가 검어진다는 설이 유명한데 이는 잘못된 정보다.

스테로이드 외용제와 아토피는 곧잘 화재 현장과 소방에 비유된다. 화재 현장에 소방대가 달려와 진화 활동을 벌인다. 진화에 성공한 뒤 화재 현장에는 불에 탄 잔해가 남는다. 이 화재 현장을 보고 "탄 잔해가 남은 것은 소방대 때문이야!"라고 말하는 사람은 없지 않을까. 마찬가지로 스테로이드 외용제는 피부염을 억제하기 위한 소방 작용을 한다. 피부염으로 인하여 피부색이 거뭇거뭇해지는 것이지 스테로이드 때문은 아니다.

◎ 내복과 외용에 따라 다른 부작용

흔히 스테로이드를 바르면 뼈가 약해져 골다공증이 생긴다고 오해한다. 이는 스테로이드 내복으로 인한 부작용이며 스테로이드 외용제를 사용해서는 일어나지 않는다. 내복과 외용의 부작용을 혼동하는 예로는 골다공증 외에도 당뇨병, 위궤양, 고혈압 등이 있다. 기본적으로 일반적인 스테로이드 외용제 사용량 정도로는 전신 부작용이 생기지 않는다.

하지만 대량의 스테로이드 외용제를 사용하면 내복과 같은 부작용이 일어난다고 보고되었다. 전신 부작용을 일으키지 않는 스테로이드 외용제 사용량의 기준은 체중 10kg당 월간 15g 미만[59]이다. 즉, 몸무게가 20kg인 아이라면 1개월 30g까지, 60kg인 성인이라면 1개월 90g까지 써도 무방하다는 계산이다. 이보다 많은 양의 스테로이드 외용제를 장기간 사용해야 할 경우 전신 부작용이 나타나지 않는지 지켜보면서 투여해야 한다.

◎ 경피독이라는 명백한 유언비어

스테로이드와 관련하여 흔히 듣는 유언비어 중 하나로 경피독이 있다. 피부로 흡수된 합성물질이 체내에 흡수되어 자궁에 쌓인다는 설이다.

경피독은 명백한 유언비어다. 경피독을 홍보할 때 "화학물질을 사용한 샴푸를 사용했기 때문에 출산할 때 양수에서 샴푸 향이 났다."라고 말하기도 한다. 어느 산부인과 의사에게 물어봐도 양수에서 샴푸 향을 맡아 본 의사는 없다. 원래 인체 구조상 피부에서 흡수한 것은 림프관 내로 들어갔다가 마지막에는 신장을 통해 소변으로 배출된다. 자궁에 쌓이는 일은 없다.

경피독을 주창하는 민간업체 사람들의 논법을 냉정하게 들어보면 알 수 있다. 이들은 경피독이라는 말로 환자들을 위협함으로써 자신들의 상품과 서비스를 판매한다. 무첨가와 같은 문구로 홍보하지만, 이들의 상품이 안전하다는 보장은 어디에도 없다.

무엇이 들어 있는지 전혀 모르는 상품을 사용하는 것은 정말 무서운 일이다.

○ 스테로이드 외용제의 강도 등급

일본에서는 스테로이드 외용제의 강도 등급을 5단계로 나눈다

(한국에서는 주로 7등급으로 나눈다). 가장 위 등급이 Ⅰ군strongest, 다음으로 Ⅱ군very strong, Ⅲ군strong, Ⅳ군medium/mild, Ⅴ군weak이다. 대표적인 스테로이드 외용제는 다음의 표에서 확인할 수 있다. 피부과 의사가 스테로이드의 등급을 어떻게 구분하는지 나의 경험을 토대로 설명하겠다. 어디까지나 개인적인 경험과 사용법일 뿐이며, 나와 다르게 생각하는 피부과 전문의도 있음을 미리 말해 두겠다.

스테로이드 외용제는 바르는 몸의 부위와 습진의 심한 정도에 따라 구분하여 사용한다.

앞서 이야기했듯이 신체 부위에 따라 스테로이드를 흡수하는 정도가 다르다. 팔 안쪽에서 약을 흡수하는 정도를 1이라고 하면, 볼은 13배로 높은 데 비해 발바닥은 0.14배로 낮다. 즉 얼굴은 스테로이드가 약해도 충분히 효과가 있을 수 있고, 발바닥은 스테로이드가 강하지 않으면 효과가 미미하다고 할 수 있다.

일반적으로 몸이나 손발에 생긴 습진은 주로 Ⅲ군strong의 린데론V나 베토네베이트 등으로 치료한다. 다소 심할 때는 Ⅱ군very strong의 마이저나 안테베이트 등을 사용한다. 상당히 심한 경우에 한해 Ⅰ군strongest의 더모베이트 등을 사용하기도 하지만, 부작용을 고려하여 장기 사용은 피하는 편이다.

그리고 얼굴이나 음부는 약을 잘 흡수하므로 Ⅳ군medium/mild의로코이드, 킨다베이트, 알메타 등을 사용하는 일이 많다. 실제로 V군weak을 사용하는 일은 거의 없다.

손바닥이나 발바닥은 표면이 두꺼워서 몸에 쓸 때보다 하나 위의 등급을 선택한다. **아기는 피부가 얇아서 약한 외용제로도 충분히 효과를 볼 수 있다.** 중증인 경우에만 강한 등급을 사용하기도 한다.

스테로이드 외용제의 강도와 종류

스테로이드의 강도		주요 상품명
강 ↑	I군 strongest	디프랄, 다이아코트, 더모베이트
	II군 very strong	안테베이트, 시마론, 텍스메텐, 톱심, 네리조나, 판델, 비스덤, 풀메타, 마이저※, 린데론DP
	III군 strong	아드콜틴, 에클러, 자룩스, 풀코트, 프로파덤, 베토네베이트, 보알라, 메다덤, 린데론V
	IV군 medium/mild	알메타, 킨다베이트, 케나코트A, 리도멕스※, 레더코트, 로코이드
약	V군 weak	프레드니솔론

- 스테로이드 외용제는 위의 표와 같이 강한 것부터 순서대로 I군~V군의 5단계로 분류한다.
- ※가 붙은 약은 다른 군으로 분류되기도 한다.

증상보다 약간 효과가 높은 강도의 스테로이드를 선택하는 것이 포인트라고 생각한다. 습진이란 피부에 일어난 화재 같은 것이다. 그리고 스테로이드는 소방대에 해당한다. 불을 끄려면 불기운보다 강한 효과를 가진 스테로이드를 사용해야 불을 끌 수 있다. 겁먹는 바람에 약한 약을 바른다면, 시간만 흐를 뿐 불은 꺼지지 않는다. 그렇다고 해서 소방대의 호스를 정원에 피운 모닥불에 쓰기에는 너무 강하다. 따라서 염증보다 약간 강한 스테로이드를 사용하는 것이 요령이다. 이러한 조절이 피부과 의사의 실력을 보여 주는 대목이기도 하다.

○ 스테로이드의 올바른 용량

중요하지만 일반인들은 잘 모르는 사실이 있다. 스테로이드는 바르는 양이 정해져 있다는 사실이다. 올바른 용량을 나타내기 위한 개념으로 FTU Finger tip unit가 있다. FTU는 성인 검지의 맨 끝에서 첫 번째 관절 위에 올라가는 양(약 0.5g)을 가리키며, 이 양의 연고를 손바닥 두 개 크기의 범위에 바르는 것이 적정량이다.

FTU라는 개념이 생긴 데는 이유가 있다. 의사들이 상상하는 이상으로 아토피 환자들이 외용제를 충분히 바르지 않았기 때문이다. 의사가 생각하는 것보다 적게 바른다. 바르는 양이 너무 적다. 제대로 바르지 않으면 나을 것도 낫지 않는다. 물론 연고 튜브의 크기에 따라 짜내는 약의 양이 달라지는 데다 사람마다 손바닥의 크기도 다르다. 따라서 FTU는 최소한 이 정도는 발라야 한다는 기준이다.

다만, '튜브로 제1 관절까지 짜낸 것이 두 손바닥분이다'고 하면, 나처럼 매사에 귀찮아하는 사람에게는 조금 복잡하다. 사실 더 쉬운 방법이 있다. 연고를 바른 부분에 휴지를 한 장 붙였을 때 떨어지지 않을 정도의 양을 바르면 된다. 휴지가 딱 달라붙는 양이 최소한 발라야 하는 양이라는 셈이다. 한번 해 보면 의외로 듬뿍 발라야 한다는 것을 알 수 있다.

표준 치료인 스테로이드 치료를 택한 환자인데도 상당수가 벌벌거리며 바른다. 그러나 충분한 양을 충분한 기간에 바르지 않으면, 그 결과 아토피가 낫지 않아 질질 끌게 되면서 부작용만 두드러질 수 있다.

⊙ 바르는 기간과 프로액티브 요법

아토피가 심해진 뒤 황급히 스테로이드를 바르고 다 낫기도 전에 그만두는 사람들도 있다. 치료에 선수를 빼앗긴 채 계속 질질 끌기만 하면서 피부염은 낫지 않는 상태에 빠지는 모습을 자주 본다. 이러한 치료법을 **리액티브 요법**이라고 부른다. 아토피의 증상에 반응하여 스테로이드를 바르는 이른바 대증요법이다.

이에 대조적인 치료법으로 **프로액티브 요법**이 있다. 프로액티브 요법은 다음과 같은 과정을 거친다.

- 아토피가 악화되면 강한 스테로이드를 발라 단번에 확실하게 억제한다.

↓

- 1~2주간 매일 꼬박꼬박 바른다. 가려움증이 없어도 끝까지 바른다.

↓

- 그런 다음 1일 간격을 두고 1~2주 동안 바른다.

↓

- 일주일에 1, 2회씩 간격을 두고 1~2주간 바른다. 확실하게 나았을 때 스테로이드 사용을 중단한다.

↓

- 스테로이드를 바르지 않는 기간에는 보습을 충분히 한다. 그렇게 하면 아토피가 다시 심해지지 않도록 억제할 수 있다.

이처럼 FTU와 프로액티브 요법을 조합하여 치료한다. 스테로이드를 서서히 줄여 마지막에는 보습제만 바르며 아토피가 다시 일어나지 않도록 관리하는 것이 스테로이드를 사용한 표준 치료의 정석 단계다.

프로액티브 요법은 소아 아토피에서 특히 효과를 발휘한다. 프로액티브 요법을 실천한 중증 아토피 어린이 환자는 알레르기 수치를 나타내는 IgE가 낮아지는 것으로 보고되었다.[60] 더불어 프로액티브 요법을 함으로써 식품 알레르기도 예방할 수 있다.

게다가 프로액티브 요법을 하면 집 먼지 알레르기도 억제될 가능성이 있다.[61] 아기 때 아토피 치료를 제대로 해 놓으면 이후에 일어나는 각종 알레르기 등을 예방할 수 있다는 데이터가 있다.

SNS나 인터넷에서는 이 최신 의학에 역행하듯 '아토피를 악화시켜 몸의 독을 배출하면 좋다'는 가짜 자료를 종종 볼 수 있다. 이는 아토피를 고치기는커녕 일부러 알레르기 행진을 일으키기 쉬워지도록 해서 아이가 아토피 이외의 알레르기에 걸릴 가능성을 높일 뿐이다.

어릴 때가 아토피를 치료하는 데 가장 좋은 시기이다. 또한 다른 알레르기를 일으키지 않게 준비하는 시기이기도 하다. 이 중요한 기간에 확실하게 아토피와 알레르기를 예방할 수 있도록 의학적 근거가 있는 지식을 갖추었으면 한다.

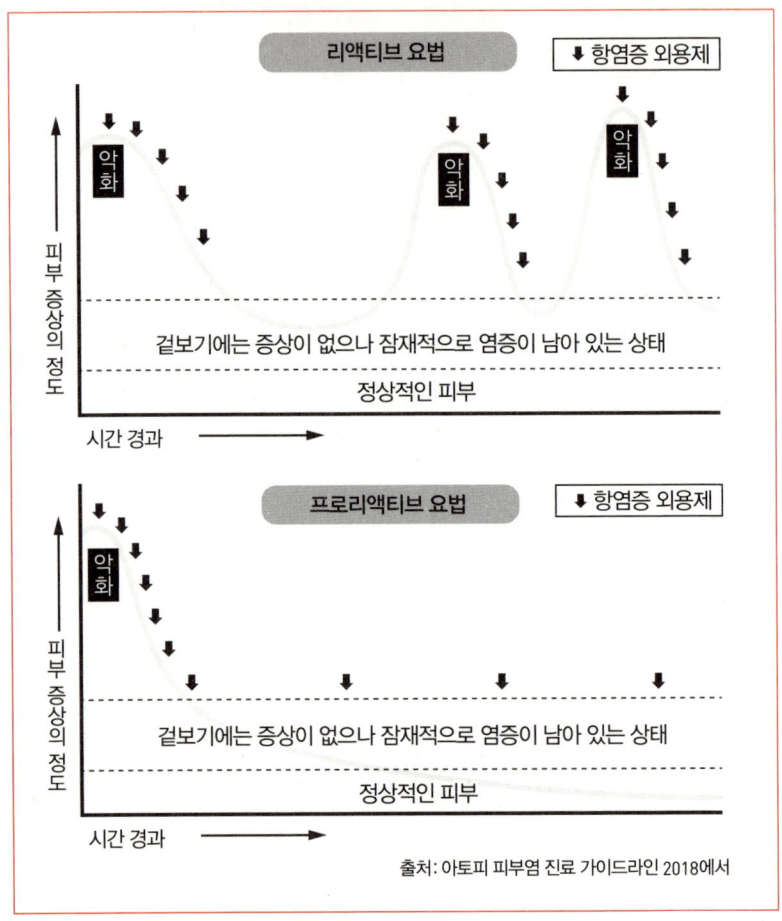

○ 목욕 후에 바르면 좋을까?

스테로이드를 바르는 타이밍은 목욕 후가 가장 좋다. 물에 몸을 담그지 않고 샤워만 한 후에도 괜찮다. 개인적으로는 가볍게 수건으로 수분을 닦아 낸 후 시간을 두지 않고 바로 약을 바르는 것이 가장 효과가 높다고 생각한다.

목욕 후에는 피부 수분량이 많다. 피부가 까칠까칠한 사람도 보통 목욕한 후만큼은 촉촉할 것이다. 피부가 흡수한 수분의 증발을 막으려면, 촉촉한 단계에서 약을 발라 기름으로 피부를 코팅해 주는 것이 좋다. 약의 침투도뿐만 아니라 보습 효과도 높은 목욕 직후에 약을 바르도록 한다. 아침에도 샤워한 직후에 바른다. 반드시 이러한 습관을 들이는 것이 좋다.

○ 연고, 크림, 로션 중
어떤 제형이 가장 효과적일까?

스테로이드에는 연고와 크림, 그리고 로션까지 세 가지 제형이 있다. 피부에 침투하는 투과성을 검토한 시험에서는 크림이 연고에 비해 8배 우수한 것으로 나타났다. 더불어 서구에서는 연고가 가장 항염증 효과가 강하고, 다음으로 크림, 마지막으로 로션이라고 여긴다. 연구 결과에 따르면, 크림은 연고에 비해 약간 효과가 약한 경향은 있었지만, 확실히 약하다고 단언할 정도의 차이는 아닌 것으로 나타났다.

이처럼 데이터만 봐서는 크림과 연고 중 어느 쪽이 강하다고 단언할 수는 없는 상황이다. 그럼 어떻게 구분하여 사용해야 할까. 나는 끈적거리는 것이 신경 쓰이지 않는다면 연고를 사용하고, 신경이 쓰인다면 크림을 사용하도록 권한다.

연고든 크림이든 FTU에 따라 충분한 양을 바른다. 그리고 무엇을 바르든 간에 바를 때 문지르면 안 된다. 부드럽게 펴 바르는 것이 포인트다. 약을 피부에 문지르면 그 자극만으로도 피부가 가려워질 수 있다. 너무 비벼서 피부가 손상될 수도 있다. 게다가 문지를수록 약이 피부의 굴곡진 곳에 쌓여 효과를 보지 못하는 부분이 생긴다. 여하튼 연고도 크림도 문질러서 바르면 안 된다.

연고는 문지르지 않고 바르면 다소 끈적거리기는 해도 피부에 부착되는 시간이 길다. 크림은 연고보다 끈적임은 덜하지만 금방 지워진다는 단점이 있다. 어느 쪽이 좋다고 단언할 수 없지만, 조금이라도 더 효과를 보고 싶다면 연고를 사용하는 것이 좋다.

● 리바운드에 관한 에비던스

　1990년대 스테로이드 비난이 일어났을 때 "오래 사용하던 스테로이드를 갑자기 끊으면 리바운드(반동)가 생기고 아토피가 악화된다. 그래서 스테로이드는 무섭다."라는 의견이 주로 인터넷상에서 퍼졌다.

　스테로이드의 리바운드는 먹는 스테로이드 약에서 유명한 현상이다. 스테로이드 내복 중에는 자신의 체내에서 만들어지는 스테로이드 호르몬의 생성이 억제된다. 따라서 갑자기 스테로이드를 끊게 되면 증상이 지금보다도 더 악화한다. 이 상태를 리바운드라고 한다.

　그럼 바르는 스테로이드 약에서도 마찬가지로 리바운드가 일어날까. 스테로이드 비난 당시 스테로이드 외용제에는 리바운드가 없다고 주장하는 전문가가 많았다. 당시에는 충분한 의학적 분석이 이루어지지 않았었다. 그 후 여러 논문을 통해 스테로이드 외용제에서도 리바운드가 일어날 수 있다는 사실이 밝혀졌다.[62]

　탈스테로이드를 하던 환자로부터 바르는 스테로이드 약도 리바운드가 일어난다는 목소리가 들려 왔다. 더불어 일본 전국에서 장기간 스테로이드를 계속 사용한 아토피 환자가 탈스를 하면서 급격히 악화하는 사례가 여러 차례 발생하면서 당시 전문가들 사이에서도 스테로이드 외용제에서도 리바운드가 일어날 것이다는 의견이 나왔다.

하지만 그때 대다수 피부과 의사들은 스테로이드로 인한 리바운드가 아니라 아토피가 악화했을 뿐이라고 주장했다. 나는 이것이야말로 스테로이드를 놓고 피부과 의사와 환자가 대립하게 된 큰 원인이라고 생각한다.

"내 몸은 내가 잘 안다."라는 말을 환자에게 자주 듣는다. 특히 중증 아토피 환자는 오랫동안 증상을 겪어 왔기 때문에 자신의 피부에 일어난 작은 변화도 알아보는 능력이 탁월하다. 그런 환자에게 '리바운드는 없다'는 의사의 주장은 '환자 잘못이다'라는 메시지로 전달되었을 것이다. 이것이 의사와 환자의 단절을 더욱 부추긴 요인 중 하나임은 틀림없다.

지금은 잘난 듯이 말하는 나도 만약 당시 스테로이드를 둘러싼 혼란에 대응해야 하는 처지였다면, 바른 판단을 할 수 있었을지 자신하지 못한다. 그래서 한 명의 피부과 의사로서 사과하고 싶다. 그 당시 "스테로이드 때문에 리바운드가 일어난다."라고 호소하던 환자들의 목소리를 제대로 듣지 못해 죄송한 마음이다.

현재는 의사들 사이에도 스테로이드 외용제에도 리바운드가 일어난다는 인식이 퍼졌다. 스테로이드를 함부로 장기간 바르거나 갑자기 끊도록 권장하는 의사는 거의 없다. 앞에서 소개한 프로액티브 요법을 올바르게 실천함으로써 리바운드로 고통받는 사람이 예전보다 조금씩 줄어들고 있다는 사실만큼은 확실하게 말할 수 있다.

내성에 관한 에비던스

"스테로이드를 사용하기 시작했을 때와 비교하면 잘 안 듣게 되었다." 스테로이드 비난이 한창이던 무렵 그렇게 말하는 아토피 환자가 있었다. 지금도 같은 현상을 호소하는 아토피 환자들이 많다.

원래 스테로이드 외용제의 강도는 스테로이드가 가진 효과 중 하나인 혈관을 수축시키는 능력을 기준으로 평가된다. 스테로이드를 계속 사용하면 확실히 혈관 수축 능력이 약해진다. 한편, 스테로이드를 중단하면 혈관 수축 능력이 회복된다.

하지만 피부 염증에 대해서도 마찬가지로 효과가 점점 약해지는가에 관한 충분한 에비던스는 현재 없다.

애초에 스테로이드를 오래 사용하여 부작용이 일어나지 않도록 프로액티브 요법이 제안된 것이다. 프로액티브 요법이 효과를 발휘하면 보습제만 발라도 아토피가 다시 심해지지 않기 때문이다.

만약 잘 듣지 않게 되었더라도 일정 기간 스테로이드를 중단하면 그 효과가 회복된다.

　다만 중증 환자 중에는 FTU, 프로액티브 요법, 적절한 의약품 선택 등 모두 완벽하게 해도 스테로이드로 치료 효과를 보지 못하는 사람도 있다. 그런 사람들은 제5장에서 신약에 관해 설명하는 부분을 찾아보기 바란다.

○ 스테로이드 중독과 의존증에 관한 에비던스

　인터넷에서 스테로이드를 너무 바르면 스테로이드에 중독된다는 소문을 접할 수 있다. 스테로이드에 의존하게 되는 것 아니냐며 걱정하는 환자도 많다.

　이 점에 관해서는 피부과 의사의 반론과 아토피 환자의 불안이 맞물리지 않아 오해가 생기기 쉬우므로 조금 자세히 설명하겠다.

　피부과 의사들은 스테로이드 중독이나 스테로이드 의존은 존재하지 않는다고 반박한다. 의존증의 의학적 정의는 **어떤 특정 물질의 사용을 적당히 억제할 수 없는 상태에 빠지는 것**이다. 그러나 스테로이드는 이에 해당하지 않는다는 데 의거했다. 즉 의학적 정의를 근거로 스테로이드 의존은 존재하지 않는다고 말하는 것이다.

반면 스테로이드 의존이 존재한다고 호소하는 아토피 환자들은 장기간 외출 시 스테로이드를 깜빡하거나, 스테로이드가 떨어져 병원을 못 간 사이에 아토피가 악화되는 불안한 상태를 가리켜 스테로이드 의존이나 스테로이드 중독이라는 말을 쓴다.

의학적으로 스테로이드 정신병이라는 것이 존재한다. 치료에 스테로이드 내복약을 비교적 대량으로 사용한 경우(프레드니솔론으로 환산하면 하루에 40mg)에 일어나는 부작용으로, 우울하거나 이상하게 기분이 고조되는 등 조울 상태에 빠진다.

그러나 스테로이드 외용제의 적정 사용량을 지키는 한 스테로이드 정신병이 생기는 일은 없다고 생각해도 무방하다. 즉 스테로이드 외용제가 정신 혹은 뇌에 영향을 주지는 않는다.

◉ 의존증을 오해하지 않는다

아토피에서 잠시 벗어나 다른 이야기를 하겠다. 나는 고등학생 때 군발 두통이라는 병이 발병하여 마흔이 넘은 지금도 고통받고 있다.

군발 두통은 살인 두통이라고도 불리며 이 두통 때문에 자살하는 사람이 있을 정도로 극심한 통증을 겪는다. 군발 지진이라는 말도 있을 정도로 일정 기간 집중적으로 두통이 일어난다.

구체적으로는 눈 안쪽을 드라이버로 도려내는 듯한 통증이 몇 시간 동안 이어진다. 이 통증은 얌전한 상태로 가만히 있는다고 견딜 수 있는 수준이 아니다. 자다가 군발 두통 발작이 일어나면 침대 위에서 몇 시간 동안 몸부림치며 뒹굴게 된다. 통증이 있는 쪽의 눈을 끄집어내어 극심한 통증을 억누르고 싶다는 충동을 느낀다.

진통제도 전혀 듣지 않는다. 록소닌과 볼타렌 좌약도 시도해 봤지만 전혀 효과가 없었다. 이것이 1년 중 몇 달 동안 하루에 한두 번씩 빠짐없이 일어난다. 발작이 한 번 지나가도 내일 또 발작이 일어날 것을 알고 있기에 하루하루가 공포스럽다.

그러다가 4년여 전 군발 두통 전문의에게 진찰을 받으면서 상황이 확 달라졌다. 주사 특효약이 있었던 것이다. 발작이 일어났을 때 바로 주사를 맞으면 통증이 완전히 사라진다. 정말 마법 같은 약이다. 이 주사 덕분에 나의 삶이 극적으로 개선되었다.

달리 말하면 더는 주사가 존재하지 않는 삶으로 돌아갈 수 없다. 국제학회 출장을 갈 때면 반드시 이 주사를 지참한다. 한번은 주사를 잃어버린 적이 있다. 상당히 초조했던 기억에 그 이후로 항상 '주사를 잃어버리진 않았을까.' 하는 두려움이 따라붙는다.

무슨 이야기가 하고 싶은가 하면, 나의 이러한 상태는 의학적으로 의존이 아니라는 것이다. 주사 덕분에 정상적인 생활을 할 수 있게 되었고, 주사가 없으면 병에 고통받는 상태로 돌아간다. 그 고통은 이제 두 번 다시 맛보고 싶지 않아서 주사가 떨어지는 일이 없도록 주의하고 있다. 그것은 의존이 아니다.

아토피 환자가 다시는 습진이 심했던 상태로 돌아가고 싶지 않은 마음에 스테로이드 치료를 하고 있다면 그것은 의존이 아니다. 오히려 병으로 고생했을 때보다 지금이 훨씬 지내기 편해졌다는 증거니까 말이다.

○ 스테로이드에 보습제를 섞어도 될까?

스테로이드는 보습제와 함께 처방되는 경우가 많다. 병원에서 처방되는 보습제는 대부분 바셀린과 히루도이드가 아닐까. 보습제는 스테로이드와 따로 처방되기도 하고 섞어서 처방되기도 한다. 왜 의사마다 다르게 처방하는지, 효과는 어떻게 달라지는지 궁금한 사람도 많을 것이다.

결론적으로 피부과 분야에서는 스테로이드와 보습제를 섞지 않고 따로 처방하는 것이 일반적이다. 즉, 보통 각각 내준다.

섞지 않는 데는 몇 가지 이유가 있다. 우선 스테로이드를 보습제와 섞으면 효과가 달라질 수 있다는 위험성이 지적되고 있다. 보습제로 희석하면 스테로이드의 효과가 약해지는 것으로 생각할 수 있지만, 실제 보고되는 데이터를 보면 그 반대다. ==보습제가 더해지면 스테로이드 효과가 더 강해지기도 한다.== 반면 ==스테로이드를 희석해도 부작용은 변하지 않기== 때문에 굳이 섞을 필요가 없다고 여긴다.

약의 안정성 면에서도 섞지 않도록 권장한다. 예를 들어 보습제 중 하나이자 요소제인 우레펄은 다른 약과 섞이면 효과가 절반 가까이 줄어들고 쉽게 분리된다. 게다가 보습제와 스테로이드를 섞으면 금방 상할 가능성도 크다. 이러한 이유로 스테로이드는 보습제와 섞지 않는 편이 좋다는 것이 피부과 의사들이 배운 교과서적 결론이다.

그러나 실제로는 섞어 처방하는 경우가 많다. 이는 전적으로 ==의사가 환자의 바르는 수고를 덜어 주려고 생각한 결과==다. 가령 온몸에 약을 발라야 한다면 스테로이드와 보습제를 따로 바르는 작업에 상당한 시간이 걸린다. 하나로 섞어 버리면 바르는 시간이 절반으로 줄어든다.

꾸준히 나누어 바를 수 있는 사람은 스테로이드와 보습제를 따로 발라 주면 좋다. 하지만 바르기 귀찮다고 느끼거나 시간을 내기 어려운 환자에게 무리하게 따로 처방하면, 필요한 양을 충분히 바르지 않아 치료 기간이 장기화 될 수도 있다. 따라서 섞어서 처방하는 경우가 많다. 환자의 성격과 생활 방식에 따라 다르게 처방하는 것이 피부과 의사들의 실정이다.

◉ 스테로이드와 보습제 중 어떤 것을 먼저 발라야 할까?

스테로이드와 보습제를 따로 처방한 경우 "어느 것을 먼저 바르는 게 좋은가요?"라는 질문을 자주 받는다. 효과를 생각하면 어느 쪽을 먼저 바르더라도 상관없다. 바르는 순서를 검토한 연구도 있는데, 스테로이드를 먼저 바르든 나중에 바르든 효과에 차이가 없었다고 발표했다.[63]

내 개인적인 의견으로는 보습제를 먼저 바르면 스테로이드를 펴 바르기 쉬워지는 것 같아서 보습제를 먼저 바르도록 지도한다. 다만 바르는 순서는 효과에 영향을 주지 않으므로 자신이 원하는 순서대로 발라도 무관하다.

● 스테로이드는 아무리 발라도 괜찮은가?

앞서 이야기했듯이 여러 연구에 따르면 스테로이드는 **모든 연령이 체중 10kg당 월간 15g 미만만 사용하면 당뇨병이나 위궤양, 골다공증 등 전신 부작용이 일어나지 않는 것**으로 알려졌다. 몸무게가 20kg인 아이라면 한 달에 30g까지, 60kg인 성인이라면 한 달에 90g까지 사용해도 된다는 계산이다.

조금 더 자세하게 알고 싶은 사람들을 위해 스테로이드의 세기에 따라 전신 부작용이 일어날 가능성이 어떻게 달라지는지 소개하겠다.

앞의 스테로이드 표에서 **가장 강한 등급strongest인 스테로이드의 경우 성인은 하루 10g 이상, 어린이는 하루 5g 이상 사용하면 부신피질의 기능이 억제될 수 있다.** 마찬가지로 두 번째로 강한 등급very strong의 경우 성인은 1일 20g 이상, 어린이는 1일 10g 이상. 그 이하 등급에서는 성인은 1일 40g 이상, 어린이는 1일 15g 이상 사용했을 때 전신 부작용이 나타날 수 있다.

한 가지 주의해야 할 점은 스테로이드를 바른 뒤 랩을 감거나 환부를 밀폐하는 스테로이드 밀폐 요법을 실행할 경우, 혈액에 더 많이 흡수되므로 위에 쓴 양의 3분의 1 이하만 사용해도 전신에 영향을 줄 수 있다. 밀폐 요법은 상당히 심한 습진에 대해 단기간 행할 수는 있어도 장기적으로 지속한다면 충분히 주의해야 한다.

○ 스테로이드의 실제 부작용

일반인이 알아야 할 스테로이드의 부작용에는 세 가지가 있다.

① 장기간 사용하면 피부가 얇아진다.
② 털이 많아진다.
③ 여드름이 생기기 쉬워진다.

이처럼 피부에서 일어나는 부작용을 국소 부작용이라고 부르며, 스테로이드 내복약이나 앞서 소개한 스테로이드 외용제의 과다 처방으로 일어나는 전신 부작용과는 별개다. 스테로이드 외용제는 의사의 관리하에 계속 외용으로 사용하면 전신 부작용이 생길 일은 없다.

그럼 세 가지 부작용을 차례로 살펴보겠다. 먼저 ① 오랜 기간 스테로이드를 계속 바르면 피부가 얇아지는 부작용은 중증 아토피 환자가 겪는 고통 중 하나다. 피부가 얇아지면 사소한 외상만으로 쉽게 상처가 생기기도 하고, 내출혈도 일어나기 쉬워진다. 상처로 인해 병균이나 바이러스에 감염되기도 한다.

앞으로 아토피 치료를 받는 아이들에게 프로액티브 요법을 시행하면 피부가 얇아지는 부작용을 예방할 가능성이 크다. 이미 피부가 얇아진 아토피 환자는 프로액티브 요법을 실천하면서 제5장에 소개하는 신약으로 바꾸면 피부를 원래대로 개선할 수도 있다.

나의 경험담인데, 스테로이드 외용제로 피부가 얇아져 버린 아토피 환자에게 신약인 듀피젠트를 주사했더니 스테로이드를 중단하고 보습제로 바꿀 수 있었을 뿐만 아니라, 피부도 원래대로 돌아왔다. 앞으로는 아토피가 악화되거나 급성기 치료 약으로 스테로이드가 활약하고, 장기적인 유지에는 신약을 사용하는 흐름이 만들어질지도 모른다.

② 털이 많아지는 부작용이라고 해도 결코 털북숭이가 된다는 말은 아니다. '조금 털이 많아졌네.'라고 느끼는 정도다. 너무 신경이 쓰인다면 면도해도 괜찮다. 면도 크림을 사용하여 피부에 염증이 생기지 않도록 조심해서 면도하면 문제없다.

마지막으로 ③ 아토피가 얼굴에 나타나기 쉬운 환자는 스테로이드를 얼굴에 발라야 하다 보니 여드름으로 고민하는 경우가 많다. 여드름 치료를 병행하면 가장 좋겠지만, 최근 여드름용 약에는 과산화벤조일BPO 성분이 든 제품이 많다. **이 성분이 든 여드름약**

은 아토피 환자의 피부에 쓰기에는 자극이 강해서 때로는 얼굴이 새빨갛게 부어오르기도 한다. 그렇기에 여드름 치료가 뒷전으로 밀리는 경우가 많다.

여드름 부위에는 스테로이드를 바르지 않는 것이 좋다. 조금 손이 가더라도 여드름 부위를 피해 스테로이드를 바르고, 여드름 부위에는 여드름 약만 바르도록 한다. 경우에 따라서는 여드름은 항생제 내복약으로 치료하는 선택지도 있다.

○ 얼굴에 바를 때는 전문가와 상의하기

얼굴의 아토피 증상에는 스테로이드를 2주 이상 연속으로 사용하지 않는 편이 좋다. 단기간에 확실하게 치료해서 보습제나 프로토픽연고로 유지하는 것이 바람직하다. 너무 오래 사용하면 앞서 말한 주사 피부염을 일으킬 수 있다. 홍조가 개선되지 않을 때는 피부과 전문의의 진찰을 받아야 한다.

더불어 눈 주위에 스테로이드를 장기간 계속 바르면 녹내장이 발병할 수 있다. 녹내장은 안압이 올라가 잘 보이지 않게 되거나 시야가 좁아지는 병이다. 스테로이드 자체에 안압을 올리는 작용이 있는 것으로 생각되며, 되도록 눈 주변에는 장기간 스테로이드를 계속 바르지 않도록 한다.

백내장 또한 아토피 환자가 조심해야 할 눈 질환 중 하나다. 눈을 비비거나 두드리면서 생기는 아토피 합병증이다. 눈 주위에 생긴 아토피 증상은 제대로 치료하지 않으면 잠자는 동안 계속 문지르거나 무의식적으로 눈 주변을 긁어 백내장을 일으키기 쉬워진다.

스테로이드가 무섭다는 이유로 바르지 않으면 아이의 눈에 장애가 남을 수 있으므로 주의해야 한다. 나도 어릴 적에 눈 주위를 너무 많이 긁은 탓에 지금도 가벼운 백내장이 있다.

여기서부터는 빈도는 낮지만, 알아 두면 좋은 부작용에 관해서 설명한다.

'이런 부작용도 있구나.' 정도로만 생각하면 된다.

◉ 스테로이드로 인한 피부염

애초에 피부염 치료에 스테로이드를 사용하는 것이니 이상하게 들릴 수 있겠지만, 극히 드물게 스테로이드 연고로 인한 피부염이 일어나기도 한다. 정확한 수치는 알 수 없지만, 학회에서도 1년간 수차례 정도 보고되고 있다. 스테로이드를 올바르게 바르더라도 좀처럼 나아지지 않거나 바르다가 오히려 나빠진다면 스테로이드로 인한 피부염의 가능성을 조금 생각해 봐도 좋을 듯하다.

다만 스테로이드 외용제는 항생제 등 다른 성분이 섞여 있을 수 있다. 예를 들어 린데론VG라는 스테로이드에는 젠타마이신이라는 항생제가 들어 있다. 린데론VG로 인해 피부염이 생긴 경우 스테로이드 성분으로 인해 염증이 생긴 것인지, 젠타마이신으로 인해 염증이 생긴 것인지, 각각 패치 테스트 검사를 통해 판정할 수밖에 없다.

결코 '피부염이 생겼으니 이제 스테로이드는 사용하지 않겠다.' 하고 문외한이 판단하는 일이 없도록 우선은 피부과 의사와 상담하기 바란다.

◉ 무좀에 스테로이드를 발라도 될까?

부작용은 아니지만, 스테로이드를 발라도 점점 악화될 때 카포시수두모양발진이라는 감염병에 걸렸을 수도 있다. 이는 헤르페스 바이러스가 피부에 감염된 질병으로 아토피가 악화했을 때 특히 일어나기 쉽다. 아토피가 악화하면 피부의 장벽이 심하게 손상되어 쉽게 바이러스에 감염되기 때문이다. 카포시수두모양발진에는 헤르페스에 대한 약이 필요하며 종종 입원하여 수액 치료를 해야 할 때도 있다.

기본적으로 감염병에 대해 스테로이드는 역효과를 내며 오히려 악화된다. 이는 스테로이드가 가진 항염증 작용이 세균과 바이러스를 공격하는 면역력을 약하게 만들기 때문이다. **무좀도 스테로이드를 바르면 악화된다.** 스테로이드를 발라도 나아지지 않거나 오히려 악화하는 경우에는 스테로이드로 인한 염증이나 카포시수두모양발진을 의심해 볼 수도 있다. 참지 말고 피부과 진료를 받도록 하자.

◉ 아기에게 스테로이드를 사용해도 될까?

스테로이드는 안정성이 확인되었기 때문에 아이에게도 사용할 수 있는 약이다.

어린 자녀가 눈 주위에 스테로이드를 바를 때는 의사의 지시하에 신중하게 외용하는 편이 좋다. 특히 몸에 바를 때는 FTU를 제대로 지켜 프로액티브 요법을 실천하는 편이 바람직하다. 스테로이드를 사용하여 올바르게 치료하면 어른이 되기 전에 아토피가 나을 가능성이 크다.

○ 임산부나 수유부에게 스테로이드를 사용해도 될까?

먼저 **아토피 환자인 임산부는 절반 이상이 임신 중에 악화된다**고 보고되었다.[64] 현실적으로 임신 중에 스테로이드를 바르지 않으면 습진이 점점 악화하여 카포시수두모양발진을 일으킬 위험성도 있다. **임신했더라도 의사의 지도하에 스테로이드를 바르는 편이 좋다**고 생각한다.

그보다도 많은 임산부에게 가장 신경 쓰이는 문제는 '뱃속의 아기에게 영향은 없는가?'가 아닐까. 이에 관한 몇 가지 연구 결과를 소개하겠다.

우선 기형이나 구순구개열에 관해서는 스테로이드를 바른다고 해서 발생 확률이 늘지 않는 것으로 알려졌다. 한편, '태아의 발육에 관해서는 영향을 미칠지도 모른다.'라고 보고된 바가 있다. 미국피부과학회에 의하면 임신 후기에 Ⅱ군 이상의 스테로이드를 300g 이상 사용하는 경우 주의해야 하는 기제가 있다고 한다.[65] **강한 스테로이드를 과도하게 사용하면 뱃속 아기의 성장에 영향을 미칠지도 모른다.**

그러나 아기의 발육에 영향을 미칠지도 모르니까 하고 탈스로 치닫는 것은 더욱 위험하다. 탈스 중 흔히 사용하는 스테로이드 대체 외용제로 콜타르가 있다. 콜타르는 발암 위험이 있어 임산부가 아니더라도 사용하지 않는 것이 좋다. 콜타르로 인해 태아 사망률이 증가한다는 연구 결과도 있다.[66]

콜타르와 마찬가지로 탈스 중에는 목타르를 사용하기도 한다. 목타르가 임산부에게 미치는 영향에 대해 조사한 논문은 없다. 논문이 아무것도 없다는 것은 안전에 관하여 전혀 모른다는 말이다. 나라면 스테로이드 대신 쓰는 것은 권하고 싶지 않다.

이러한 내용을 바탕으로 임산부에게는 스테로이드의 강도를 Ⅲ군까지로 제한하고, 양도 과도해지지 않도록 사용하는 것이 좋다고 생각한다. 물론 이는 증상에 맞춰 대응해야 하는 부분이므로 주치의와 상의하기 바란다.

의료종사자들이 흔히 사용하는 말, '리스크(위험성)와 베네피트(이익)'를 저울질하여 지금 같은 증상이라면 확실하게 스테로이드를 사용하는 편이 좋을지, 보습제만 바르면서 경과를 지켜볼지 등 각각의 증상에 따라 전문가에게 판단을 맡기는 것이 좋다.

수유 중일 때는 스테로이드를 몸에 발랐을 때 모유를 통해 나오는 양은 거의 무시해도 괜찮다. 모유에는 이미 일정량의 스테로이드가 포함되어 있기 때문이다.[67] 단, 유두에 강한 스테로이드를 바르면 아기가 직접 핥게 되므로 주의해야 한다. 그 밖의 염증 부위는 지금까지 설명한 대로 제대로, 듬뿍, 문지르지 않고 바르면 문제없다.

○ 스테로이드의 올바른 보관 방법

스테로이드는 일반적으로 실내 온도 정도 되는 곳에 보관해도 문제없다. 나는 환자들이 보관 장소를 물으면 그늘진 서늘한 장소라고 대답한다. 너무 더운 곳에 보관하면 스테로이드 성분이 연고 안에서 분리된다. 여름철 차 안 등에 놓지 않도록 주의해야 한다.

잘 알려지지 않았지만, 연고는 맨손으로 만지면 병균이 번식한다. 손 위가 아닌 연고 용기에서 번식한다. 보습제와 스테로이드를 섞어서 처방될 때 연고통이라고 불리는 용기에 담겨 나오는 경우가 많은데, 될 수 있는 한 연고통 안에 맨손을 집어넣어 몸에 약을 바르지 않도록 한다. 그렇게 하면 약 안에 세균이 번식하는 것으로 보고되었다.[68] 도쿄지케이카이 의과대학교 소아과의 호리무카이 겐타 의사는 숟가락이나 스패츌러로 연고를 떠서 사용할 것을 권장한다.

제네릭 의약품의 신뢰도

스테로이드 외용제를 제네릭 의약품*으로 변경해도 되는지는 피부과 의사와 약사 간에 의견이 대립하고는 한다.

피부과 의사는 스테로이드를 제네릭 의약품으로 바꾸면 효과가 약해진다고 생각하는 경우가 많고, 약사는 제네릭 의약품도 효과에 차이가 없다고 판단하기 쉽다. 그 때문에 병원 의사와 약사가 다르게 설명하여 환자가 혼란을 겪기도 한다. 피부과 의사와 약사가 각각 근거로 삼는 논문과 연구 결과가 다르다. 다른 에비던스를 참고하기도 해서 의견이 엇갈리는 경우가 있다. 환자도 체감상 오리지널 선발 의약품이 더 효과가 좋을 것이라고 느끼는 사람도 있고, 제네릭 의약품이어도 비슷하다고 하는 사람도 있을 것이다.

나의 의견을 말하자면, 선발 의약품과 제네릭 의약품에 차이는 있더라도 연고와 크림 수준의 차이거나 그 이하라고 생각한다. 선발 의약품과 제네릭 의약품 사이에 성분 차이는 없다. 외용제의 경우 차이가 나는 것은 스테로이드 성분 이외의 기제 부분뿐이다. 기제가 다르면 약의 침투도에 차이가 날 수도 있다.

* 선발 의약품(신약)의 특허가 만료된 이후 제조 및 판매되며 선발 의약품과 유효 성분, 함량 등이 동일한 후발 의약품을 말한다.

발림성에서 미묘한 차이가 날 수도 있다. 다만, 차이가 나더라도 정말 근소한 차이여서 제네릭 의약품으로 바꾼 후에 아토피가 나빠졌다고 생각하는 경우 약보다 먼저 다른 영향을 고려하는 편이 좋다. 진드기나 먼지를 평소보다 많이 접촉하지는 않았는지, 꽃가루는 괜찮았는지, 땀을 흘린 채 내버려 두지는 않았는지, 건조한 상태에서 보습제를 바르지 않았는지 등 약 이외의 악화 원인을 찾아보기 바란다.

● '우선은 스테로이드'라고 생각해도 좋다

지금까지 살펴본 것처럼 스테로이드에 관해서는 다양한 사람이 다양한 이야기들을 한다. "자궁에 쌓이니 쓰지 않는 것이 좋다."라거나 "스테로이드는 한 번 사용하면 몸이 기억해서 폐인이 된다."라는 이야기는 명백한 거짓말이자 유언비어다.

그러나 "스테로이드를 사용해도 결국 아토피가 낫지 않았다." "스테로이드 부작용으로 고생했다."라고 주장하는 환자의 직접적인 목소리를 무시해서는 안 된다.

스테로이드를 사용하여 치료가 잘 진행되고 있는 사람의 목소리를 들을 기회가 적다 보니 아무래도 괴로운 일이나 불만을 토로하

==는 목소리가 더 크게 나오기 쉽고 그 정보가 퍼지기도 쉽다.== 그렇기에 더더욱 스테로이드를 사용하고 있는 사람이나, 앞으로 사용할 사람은 지금까지 설명한 올바른 지식을 익혔으면 한다. 명백한 거짓말을 의심하고 판단하는 데 고민되는 정보가 있다면 주치의와 상담하기 바란다.

스테로이드의 무서움을 강조하여 자신의 상품을 파는 사람이 있다.

자신이 겪은 부작용으로 다른 사람도 고통받지 않도록 선의로 정보를 공유하는 사람이 있다.

스테로이드를 필요 이상으로 두려워해서 표준 치료를 그만두고 고통받는 사람이 있다.

인터넷 정보만 믿고 스테로이드를 중단하여 자녀에게 성장 장애를 초래하는 사람도 있다.

스테로이드를 둘러싸고 입장이나 시각이 다른 사람들이 제각기 발언하고 있는 상황이다. 몇 번이고 거듭 말하지만, 아토피 환자 대다수는 스테로이드를 이용한 표준 치료를 통해 좋아진다. 아이의 경우 스테로이드를 올바르게 사용하면서 치료하면 스테로이드가 없는 생활을 할 수 있게 될 가능성이 크다.

따라서 제대로 표준 치료를 받는 것이 최우선이다. 엄밀히 말하면 아토피의 표준 치료에는 이번 장에서 다룬 스테로이드를 중심으로 보습, 프로토픽, 자외선 치료, 뉴오랄, 듀피젠트도 포함된다.

다음 장에서는 스테로이드 이외의 표준 치료에 관해 설명한다.

스테로이드 외의 최신 치료들
: 지금 선택할 수 있는 다양한 치료

지금까지 현재 의료에서 가장 올바르다고 할 수 있는 아토피 치료법에 관해 설명했다. 그러나 아토피 의료는 성장하고 있다. 아토피는 스테로이드만으로 100% 치료된다고 단언할 수 없으며 새로운 치료법이 개발되고 있다. 신약과 기타 다른 치료법에 대하여 알아보자.

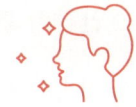

○ 보습의 중요성과 제품 선택

보습은 아토피를 예방하는 데 매우 중요하다. 이 책에서는 모든 아토피 환자가 궁극적으로 보습만 하면 좋아지는 상태가 되는 것을 목표로 한다.

먼저 보습의 중요성을 이해하기 쉽도록 잠시 전문적인 이야기를 하겠다.

사람 몸에는 바이러스와 세균을 적으로 인식하여 공격하는 면역 체계가 있다. 적이 몸 안에 침입해 왔을 때 두 단계를 거쳐 적과 싸운다. 먼저 적의 특징을 기억한 다음 인식한 적을 공격한다.

인간의 면역 체계는 복잡하게 이루어져 있어 적을 공격하는 패턴이 다양하다. 예를 들어 암세포를 공격할 때는 주로 킬러 T세포라고 불리는 림프구가 활약한다. 기생충이 침입해 왔을 때는 주로 IgE가 작용한다.

면역 체계가 적을 기억하는 데도 규칙이 있다. 그중에서도 외부로부터 침입해 온 것이 적인지 아군인지를 분간하는 일은 중요하다. 만약 사람의 몸이 몸속에 들어오는 음식을 모두 적이라고 인식해 버리면 인간은 일절 영양을 섭취할 수 없게 되어 결국 죽고 말 것이다. 그래서 면역 체계는 입으로 들어오는 것은 안전한 것으로 보고 대응한다. 이를 **경구 면역관용**이라고 한다.

반면 피부에서 침입해 오는 적(주로 기생충)에 대해서는 면역 체계가 바로 작동하여 배제하는 방향으로 작용해야 한다. 그래서 피부를 통해 들어온 이물질은 적으로 인식한다. 이를 **피부 감작**이라고 한다.

입으로 들어온 것은 안전하고, 피부로 들어온 것은 위험하다. 이와 같은 경구 면역관용과 피부 감작을 통틀어 **이중 알레르겐 노출 가설**이라고 부른다.

참고로 일본에서 예로부터 전해져 내려온 옻칠 장인은 이중 알레르겐 노출 가설을 경험상 이해하고 있었다고 한다. 옻칠의 성분

우루시올은 피부에 닿으면 염증을 일으킨다. ==옻칠 장인은 염증을 방지하고자 옻을 조금씩 핥았다==고 한다. 경구 면역관용을 유도하고 있었던 셈이다.

또한 피부로 기생충이 들어왔을 때 면역 체계보다 먼저 배제하는 방법이 있다. 물리적으로 긁어내는 것이다. 기생충과 IgE, 가려움증과 긁기에는 밀접한 관련이 있다.

○ 아토피 예방과 치료에 모두 효과가 있다

자, 적이 피부로부터 침입해 온다는 사실을 알았다. 그렇다면 물리적으로 적의 침입을 막으면 알레르기를 예방하는 데 효과적임을 쉽게 예상할 수 있다. 즉, 확실하게 보습하는 것이 중요하다. 실제로 ==보습을 통해 아토피를 예방할 수 있다==는 사실은 연구를 통해 증명되었다.

아토피에 걸린 경험이 있는 부모를 둔 생후 1주일 된 영아 118명을 매일 하루 한 번 보습 로션을 바르는 그룹과 특히 건조한 곳에만 프로페토(바셀린에서 불순물을 제거한 것)를 바르는 그룹으로 나누어 생후 32주까지 아토피 발병률을 관찰한 유명한 연구가 있다. 이 연구 결과에 따르면, 매일 보습 로션을 바르던 아기는 아토피 발병률이 낮은 것으로 나타났다. 즉, 태어났을 때부터 계속 보습을 하면 아토피를 예방할 가능성이 크다.[69] 보습은 아토피 예방에 효과가 있을 뿐만 아니라, 치료 중에도 스테로이드를 바르지 않는 기간에 지켜야 할 중요한 생활 습관이다.

보습의 기본은 바셀린이다. 목욕 후 촉촉한 피부에 기름인 바셀린을 발라 수분이 증발하지 않도록 피부를 코팅한다. 목욕 후 5분~10분 이내에 보습하는 것이 가장 좋다. 바셀린을 바르면 가려움증이 생기는 사람은 바셀린에서 불순물을 제거한 프로페토를 사용하는 것이 좋다. 더 순수하게 만든 선화이트라는 상품도 있다.

그 외에 보습제로 가장 유명한 것은 히루도이드가 아닐까. 히루도이드의 성분 헤파리노이드는 원래 혈액순환을 좋게 하는 성분이었으나, 보습 효과도 인정받아 아토피 환자 외에도 널리 사용되고 있다. 참고로 히루도이드의 성분은 피를 빨아먹는 거머리의 침샘에 포함되어 있었기 때문에 거머리(일본어로 '히루'라고 발음) 같은 것(-oid)이라는 의미에서 히루도이드라고 명명되었다.

히루도이드는 병원에서만 처방받을 수 있지만, 주성분인 헤파리노이드를 함유한 보습제는 약국에서도 구매할 수 있다. 요소가 든 보습제는 피부 장벽을 파괴한다고 보고된 적도 있어서 사용하지 않는 편이 좋다고 말하는 전문가도 있었지만, 최근에는 요소가

==든 보습제도 아토피에 사용해도 괜찮다는 의견이 주류를 이룬다.==

참고로 병원에서 처방되는 보습제 목록을 실었다.

앞서 말한 것처럼 보습의 기본은 백색 바셀린이면 충분하다. 백색 바셀린은 처방전이 없어도 약국에서 직접 살 수 있다. 헤파리노이드 역시 보습 효과가 높다.

각각 효과에 차이는 없지만, ==같은 헤파리노이드를 배합한 보습제라도 발림성이 크게 다르다.== 끈적거리는 것부터 보송보송한 것까지 사용감이 다르다. '너무 보송해서 보습한 것 같지 않다.'라는 사람이 있는가 하면, '보습제는 끈적끈적해서 싫다.'라는 사람도 있다. 둘 중 어떤 것을 선호하든 보습은 아토피 치료의 기본이므로, 매일 계속할 수 있으면서 자신에게 맞는 보습제를 꼭 찾기 바란다.

주요 보습제 목록

'○'가 붙은 것은 선발 의약품, 그 외는 제네릭 의약품이다

	헤파리노이드 제제
O/W$^{\text{oil in water, 유중수형}}$ 크림	○ 히루도이드소프트연고 0.3% (마루호) 비소프튼유성크림 0.3% (니치이코=모치다)
W/O$^{\text{water in oil, 수중유형}}$ 크림	○ 히루도이드크림 0.3% (마루호) 비소프튼크림 0.3% (니치이코=모치다) 클라도이드연고 0.3% (요신도) 헤파덤연고 0.3% (교와 약품) 에어리토크림 0.3% (도코=라쿨) 세레로이즈연고 0.3% (시오노)
로션	○ 히루도이드로션 0.3% (마루호) 비소프튼로션 0.3% (니치이코=모치다) 클라도이드로션 0.3% (요신도) 에어리토로션 0.3% (도코=라쿨)
스프레이	비소프튼외용스프레이 0.3% (니치이코=모치다) 클라도이드외용스프레이 0.3% (요신도) 헤파리노이드외용스프레이 0.3% 사토 (사토 제약) 헤파리노이드외용스프레이 0.3% 닛신 (닛신: 야마가타) 헤파리노이드외용스프레이 0.3% 화이자 (화이자) 헤파리노이드외용스프레이 0.3% PP (이세이=폴라파머) 헤파리노이드외용스프레이 0.3% TCK (다쓰미) 헤파리노이드외용거품형스프레이 0.3% PP (폴라파머) 헤파리노이드외용거품형스프레이 0.3% 닛토 (니혼메딕) 헤파리노이드외용거품형스프레이 0.3% 니혼조키 (니혼조키)

	요소 제제
O/W 크림	○ 파스타론소프트연고 10% (사토제약) ○ 파스타론소프트연고 20% (사토제약)
W/O 크림	○ 우레펄크림 10% (오쓰카제과공장=오쓰카제약) ○ 파스타론크림 10% (사토제약) 아세티롤연고 10% (폴라파마) 베긴연고 10% (후지나가=다이이치산쿄) 우리목스크림 10% (이케다약품=니치이코) ○ 케라티나민코와크림 20% (고와=고와소야쿠) ○ 파스타론크림 20% (사토제약) 아세티롤연고 20% (폴라파마) 베긴연고 20% (후지나가=다이이치산쿄) 케라벤스연고 20% (시오노=마일란) 와이드콜크림 20% (이케다약품=니치이코)
로션	○ 우레펄로션 10% (오쓰카제과공장=오쓰카제약) ○ 파스타론로션 10% (사토제약)
비타민A오일 제제	
W/O 크림	○ 자네연고 0.5% (산노바=에자이)
토코페롤·비타민A오일 제제	
W/O 크림	○ 유베라연고 (산노바=에자이)
연고 기제	
	황색바셀린 백색바셀린 프로페토

◉ 프로토픽의 특징과 올바른 사용법

스테로이드만큼 아토피에 많이 쓰이는 약이 프로토픽 연고(일반명: 타크로리무스 연고)다. 프로토픽은 스테로이드와 같이 염증을 억제하는 효과가 있지만 작용 메커니즘은 다르다. 먼저 단점을, 그 후에 장점을 소개하겠다.

프로토픽의 단점은 처음 사용할 때 따끔거리는 경우가 많다는 점이다. 1주일 정도면 대부분 가라앉지만, 이 따끔거림이 괴로워서 프로토픽을 사용하지 못하는 환자도 있다. 따라서 처음 1주일간은 스테로이드 연고와 프로토픽 연고를 병용하여 사용감을 개선하는 피부과 의사도 있다.

따끔따끔한 느낌은 특히 피부에 열이 있을 때 느끼기 쉽다. 따라서 목욕 후 후끈한 얼굴에 프로토픽을 바르면 불을 뿜는 듯한 통증이 밀려올 수 있다. 스테로이드는 목욕 후에 바르도록 권했지만, 프로토픽은 처음에 피부가 차가운 상태에서 바르는 편이 좋다.

부작용으로 림프종이 우려되었던 적이 있다. 예전에 프로토픽을 사용한 환자에게 림프종이 발병하여 문제가 되었다. 그러나 이는 우연이었을 뿐, 현재는 프로토픽 사용과 림프종 발병에는 관계가 없다는 메타분석 결과가 나왔다.[70]

그리고 안전성 문제로 2세 이하의 아이에게는 사용할 수 없다고 알려졌다. 어른이라도 상처가 있는 부분, 즉 직접 혈액에 닿는 부분에는 프로토픽을 사용할 수 없다. 따라서 스테로이드로 증상을 제어한 다음에 프로토픽으로 바꾸는 사용법이 일반적이다.

더불어 스테로이드 부작용 중에 가장 고생하는 피부가 얇아지는 현상은 프로토픽을 사용할 때는 일어나지 않는 것으로 나타났다. 오랜 기간 계속 발라도 피부가 얇아지는 일은 없다.

한편, 프로토픽의 장점은 스테로이드의 부작용이 극복되었다는 점이다. 예를 들어 스테로이드 사용 시 일어나는 주사 피부염은 일반적으로는 거의 일어나지 않는다. 인간의 피부는 외부에서 흡수할 수 있는 물질의 분자량이 정해져 있다. 대체로 500KDa(킬로 달톤) 이하의 것은 통과할 수 있다. 프로토픽은 800KDa 정도여서 일반적인 피부에서는 약 성분이 통과할 수 없지만, 습진 등으로 인하여 장벽이 망가진 상태의 피부는 통과한다. 즉, 치유된 정상 피부에서는 프로토픽이 통과되지 않으므로 이치에 맞는 약제인 것이다.

또한 프로토픽은 의사의 판단하에 임산부에게도 사용할 수 있다.

단, 2세 이상 어린이가 사용할 수 있는 0.03%와 16세 이상부터 성인이 사용 가능한 0.1% 두 가지가 있다. 두 가지 모두 1일 2회 바른다. 그리고 프로토픽은 뒤에 설명하는 자외선 치료와 병용할 수 없다. 피부암에 걸릴 위험이 올라갈 수 있기 때문이다.

제5장 스테로이드 외의 최신 치료들

정리하자면, 프로토픽은 전신 아토피를 치료하는 경우 단독으로는 불충분하고 스테로이드와 잘 조합하면서 사용하는 약제다.

○ 자외선 치료는 어떤 원리일까?

자외선 치료도 아토피 치료에 효과적인 것으로 알려졌다. 현재 많은 병원에서 단파장 자외선B narrow band UVB 을 사용한다. 단파장 자외선B는 특히 가려움증 제어에 효과적인 것으로 알려져 있다. 상세한 메커니즘은 여전히 불분명하지만, 피부의 말초신경에 작용하는 것으로 추정된다.

다만 자외선을 계속 쬐면 피부암에 걸릴 위험을 높이는 것으로 나타났다. 단기간 시행하는 데는 특별히 문제가 없으나 10년, 20년 계속하면 이러한 부작용이 없다고 장담할 수 없다. 자외선 치료를 얼마나 자주, 몇 번 할지는 주치의와 상의해야 한다. 아토피 피부염 치료 가이드라인에서도 자외선 치료에 정통한 의사 밑에서 하도록 권장한다.

그 밖에도 자외선 치료법으로 엑시머 레이저를 이용한 것이 있다. 단파장 자외선B는 전신의 피부에 쪼일 수 있는 대형 기계가 존재하는 데 반해 엑시머 레이저는 좁은 범위에만 조사할 수 있다.

따라서 습진이 악화하여 굳어진 유형 같은 잘 낫지 않는 병변에는 엑시머 레이저를 이용하여 추가로 자외선을 쪼이기도 한다.

참고로 이 두 가지 치료법은 자외선을 이용한 것으로, 접골원 등에서 시행하는 전기 치료와는 전혀 다르다.

○ 뉴오랄의 특징과 올바른 사용법

뉴오랄(일반명: 사이클로스포린)은 중증 아토피에 쓰이는 치료제다. 원래는 이식할 때와 같이 거부 반응을 치료하는 데 사용되던 내복약이다.

뉴오랄은 중증 아토피에 잘 듣는다. 이전 연구실에서 조사한 분석 결과에 의하면, 뉴오랄을 먹기 시작한 지 3일 만에 아토피의 가려움증이 가라앉는다는 데이터를 얻을 수 있었다.[71] 이른 단계에서부터 가려움을 가라앉힐 수 있는 약이다.

일반적인 내복량은 성인의 경우 1일 3mg/kg을 1일 2회에 나누어 내복한다. **몸무게가 50kg인 성인이라면 150mg을 2회에 나누어 먹는다.** 그래도 아토피 증상이 가라앉지 않는 환자에게는 1일 5mg/kg까지 늘릴 수 있다. 50kg인 성인이라면 뉴오랄 250mg을 하루 두 번에 나누어 먹는 셈이다.

뉴오랄이 효과를 잘 보이지 않는 환자인 경우 의사가 복용 방법을 바꾸기도 한다. 기본은 하루에 두 번 복용하지만, 하루 한 번 아침에만 복용하는 방법도 있다. 이는 뉴오랄의 혈액 내 농도(이른바 혈중 농도)가 높은 편이 더 효과를 보인다는 연구 결과에 근거한 방법이다. 더불어 뉴오랄을 식후에 복용했을 때보다 식전에 복용했을 때 혈중 농도가 높아진다는 연구 결과에 따라 아침에 1회 식전 복용이라는 방법을 선택하는 의사도 많다.

뉴오랄은 아토피 상태가 심할 때 단기간만 먹는 약으로 자리 잡았다. 따라서 8주간 복용해서 효과가 없으면 함부로 계속 복용해서는 안 되며, 효과가 있어도 12주 이상 계속 복용할 수는 없다. 즉 최장 3개월 사용할 수 있다. 3개월이 지나도 반드시 뉴오랄이 필요한 경우에는 2주 이상 간격을 두어야 한다.

장기간 뉴오랄 복용이 일으키는 주된 부작용은 고혈압과 신장 기능 장애다. 계속 복용한 환자의 혈압이 서서히 올라가다 신장 기능이 점점 저하되는 경우가 많다. 장기적으로 사용할 경우 정기적으로 채혈해서 부작용이 나타나지 않는지 지켜봐야 한다.

덧붙여 뉴오랄이 일으키는 신장 기능 장애는 '가역성'이라고 한다. 즉 뉴오랄 내복약을 끊으면 신장 기능은 회복된다. 따라서 신장을 보호하려면 쉬엄쉬엄 복용하는 편이 좋다. 고혈압, 신장 기능 장애 이외에 또 다른 부작용으로는 털이 많아지는 다모증이나 저림 증상 등 신경계 이상, 여드름 등 감염증이 알려져 있다. 이러한 부작용의 발병률은 2~3% 정도지만 이상하다고 느낀다면 주치의에게 알리기 바란다.

정리하자면 뉴오랄은 중증 아토피 환자에게는 아주 잘 듣는 약이다. **아토피 증상이 심할 때 대타처럼 단기간 복용**하는 것이 이상적인 사용법이다. 다만, 실제로는 증상이 잘 제어되지 않아 어쩔 수 없이 장기간 뉴오랄을 계속 복용하는 환자도 있다. 그런 사람들에게는 앞으로 소개할 신약들이 도움이 될 듯하다.

◉ 듀피젠트의 특징과 올바른 사용법

미리 말해 두자면, 듀피젠트를 판매하는 제약 회사 사노피로부터 종종 의사를 대상으로 한 강연 의뢰를 받는다. 그 때문에 이 항목에 관해서는 이해 상충이 있다. 물론 그것을 고려하여 가능한 한 객관적이고 중립적으로 설명하겠다.

2018년까지 아토피 치료에는 앞서 이야기한 뉴오랄까지밖에 사용할 수 없어 아토피와 싸우는 무기가 미흡한 상황이었으나 현재는 크게 달라졌다. 아토피 치료의 신약으로 2018년에 승인된 **듀피젠트**(일반명: 두필루맙)라는 주사약이 등장했다. 이 주사는 아토피로 인해 균형이 깨진 'Th2 반응'을 억제함으로써 아토피의 원인인 'Th2 사이토카인' 반응을 원천적으로 억제한다.

Th2 사이토카인은 아토피 염증을 일으키는 악역 보스와도 같은 존재로, 염증뿐만 아니라 드라이 스킨과 까칠까칠한 피부에도 관련이 있다. 즉 Th2 사이토카인이 존재하면 아토피 염증이 악화되고, 드라이 스킨이 심해지며, 가려움증도 생긴다. 따라서 듀피젠트를 사용하면 습진이 가라앉을 뿐만 아니라 가려움증과 까칠까칠한 피부도 개선된다.

이 약의 가장 큰 걸림돌은 가격이다. 듀피젠트 비급여 투약 비용은 약 1,325만 원~1,734만 원이다. 이에 정부에서 2023년부터 급여 범위를 확대하여 현재는 건강보험 적용 시 최대 133만 원~174만 원으로 투약할 수 있게 되었다.

다만 자기 부담금이 줄어든 만큼 나라의 세금으로 충당된다. 이 책에서는 의료 재정에 관해 언급하지 않겠지만, 고액 약제가 늘어나면 국가 재정이 파탄 날 수 있으므로 현재 듀피젠트의 치료 대상은 중간 정도부터 중증 환자만 해당된다. 구체적으로는 스테로이드로 반년 동안 제대로 치료했지만 충분한 효과를 얻지 못한 환자가 대상이다. 자신이 듀피젠트 치료의 대상자인지는 피부과 전문의와의 진찰을 통해 직접 확인하기 바란다.

듀피젠트의 부작용으로는 **아나필락시스와 결막염**에 주의해야 한다. 주사한 부분이 붓거나 속이 안 좋아지는 사람도 있다. **처음 듀피젠트를 주사한 뒤에는 적어도 30분은 병원에서 상태를 지켜보는 것이 좋다.** 부작용으로 결막염이 일어날 수 있는 것으로 보고되었다. 따라서 듀피젠트 치료 중 눈에 가려움증이 생기면 알레르기가 아닌 약 때문일 수 있으므로 반드시 주치의에게 알리기 바란다.[72] 덧붙여서 결막염이 일어나는 메커니즘에 대해서는 아직 밝혀진 바가 없다.

● 앞으로 주목할 대표 신약

현재 많은 임상시험이 진행되고 있으며 전 세계적으로 아토피 신약 개발 경쟁이 벌어지고 있다. 그 결과 사용할 수 있는 약도 점점 늘어날 것으로 예상된다. 여기서부터는 현재 개발 중인 약제를 몇 가지 소개한다. 제1상 임상시험으로 시작하여 제3상 임상시험을 마치고 안전성과 유효성이 인정되면 심사를 거쳐 의약품으로 사용된다.

- **트랄로키누맙**

  표적은 Th2 사이토카인 중 하나인 IL-13이다. 듀피젠트가 IL-4와 IL-13 모두를 표적으로 하는 약인 데 비해 트랄로키누맙은 IL-13만 겨냥한 약이다. 그러나 아토피에 대한 효과의 유효성이 증명되었다.[73] 2023년 8월 국내 허가된 약으로 12세 이상부터 성인까지 사용 가능하다.

- **네몰리주맙**

  아토피 가려움증의 원인 중 하나인 IL-31RA를 억제하는 약이 네몰리주맙이다. IL-31RA는 아토피가 중증이 되면 높아지는 수치다. 쥐를 이용한 실험 결과이기는 하지만, 가려움증을 직접 일으키는 것으로도 증명되었다. 더불어 IL-31RA를 차단하면 아토피의 가려움증이 개선된다는 논문도 나와 있으며 추후 일반적으로 사용할 수 있게 될 가능성이 크다.[74] 참고로 네몰리주맙은 2024년 8월 미국 FDA 승인을 받았다.

- **델고시티닙 연고**

  이 연고는 JAK라는 세포 내의 신호를 억제하는 기능을 가진 바르는 약이다. JAK란, 세포 내에서 작용하여 마지막에는 Th2 사이토카인의 생산으로 이어지는 분자다. 림프구 등이 Th2 사이토카인을 분비하여 아토피를 악화시키는데, JAK를 차단하면 림프구의 Th2 사이토카인이 분비되는 것을 멈출 수 있다.

이 내복약은 아토피용으로도 개발이 진행되고 있어 머지않은 시일 내에 사용할 수 있게 될 가능성이 크다.[75] 2024년 8월에 유럽 약물사용자문위원회CHMP 승인 권고를 받았다.

- **포스포디에스테라제4**PDE-4 **발효억제제**

PDE-4도 림프구를 활성화하여 사이토카인을 분비하는 역할을 한다. 이 PDE-4를 억제하면 염증을 억제할 수 있다. 피부 질환인 건선을 치료하는 데 이미 병원에서 처방되고 있으며 아토피에 대한 효과도 검토 중이다. 이것도 먹는 약과 바르는 약 모두 개발 중이다.[76]

- **벤비티모드**

이 분자가 왜 염증을 억제하는지는 아직 규명되지 않았다. 스테로이드와는 다른 물질이지만 마찬가지로 염증과 관련된 단백질을 감소시키는 효과가 있다고 보고되었다. 실제로 환자에게 투여한 연구에서는 습진과 가려움증이 개선되었다고 하며 향후 개발 진행이 기대된다.[77]

◉ 아토피 관련 검사와 해석 방법

아토피로 병원에 다닐 때 검사를 권유받기도 한다. 아토피와 관련된 일반적인 검사가 어떤 목적으로 어떻게 이루어지는지 정리하여 소개한다.

• **피부 조직 검사**

피부 조직 검사는 아토피 염증이 생긴 부분을 마취하고 쌀알 크기 정도의 피부를 잘라 현미경으로 관찰하는 검사다. 아토피로 진단하기 위해서라기보다는 림프종 등 아토피 이외의 질병일 가능성을 부정하기 위해 이루어지는 경우가 많다.

'피부를 자른다'고 하면 무서울 것 같지만 치과에서 하는 치아 마취와 마찬가지로 아픈 것은 마취 주사뿐이지 처치 자체는 아프지 않다. 마취 알레르기가 있는 사람은 검사 전에 의사에게 전달하는 편이 좋다. 조직 검사는 대체로 1주일 정도면 결과를 알 수 있고 그와 동시에 실밥도 제거한다.

• **패치 테스트**

금속이나 화장품 등 피부염의 원인을 특정하는 것이 패치 테스트다. 의심스러운 물질을 피부에 붙여 2~3일 후 염증이 생기지 않았는지 확인하는 검사다.

한 가지 주의할 점이 있다. 패치 테스트를 함으로써 자신의 면역체계가 그 검사한 물질을 알레르겐으로 인식해 버릴 가능성이 있다. 이른바 '감작'이라고 불리는 현상으로, 스스로 알레르기 증상을 만들러 가는 꼴이 되고 만다. 필요에 따라 검사하는 것이 중요하므로 **알레르기를 전문으로 하는 피부과 의사의 지도하에 하는 것**이 바람직하다.

패치 테스트를 의사의 지도 없이 혼자서 하는 경우가 있다. 염증의 원인으로 보이는 물질을 팔 안쪽에 2일간 붙였다가 그 부분에 피부염이 일어나지 않았는지 보고 예상할 수 있는 것은 맞다. 하지만 붙이는 물질 자체만으로 염증을 일으키는 작용이 있을 수 있다. 액체의 경우 농도가 너무 높으면 물집이 잡힐 수도 있다. 게다가 붙인 부분의 결과를 판정하기 어려운 경우도 있으므로 문외한인 사람이 자가 판정하는 방법은 권장하지 않는다.

- **단자 검사** prick test

패치 테스트가 피부에 붙이기만 하면 되는 검사인 데 비해 단자 검사는 알레르겐을 피부에 떨어뜨린 뒤 작은 바늘로 찔러 체내에 집어넣어서 반응을 본다. **식품 알레르기의 확정 검사로 행하는 경우가 많다.**

• 혈액 검사

아토피와 관련하여 TARC라는 혈액 검사를 하기도 한다. 아토피의 병세, 즉 병의 기세를 객관적으로 평가하기 위해 시행하는 경우가 많다. TARC는 병세를 반영하는 검사로, 보험이 적용된다.

병세를 반영하는 혈액 데이터를 바이오마커라고 하는데, IgE는 단기 치료 효과를 반영하는 바이오마커가 될 수 없다. 치료가 잘 되어도 금방 줄어들지 않기 때문이다. 한편, TARC는 바이오마커로 활용할 수 있다. 자세한 혈액 검사 내용은 생략하지만, **피부과 의사는 대부분 정기적으로 치료 효과를 확인할 목적으로 혈액 검사를 시행한다.** 지금 하고 있는 치료가 잘 되고 있는지 피부에 대한 소견뿐 아니라 혈액 검사로도 확인되면 환자와 의사 모두 안심할 수 있기 때문이다.

가려움증과의 전쟁, 어떻게 해야 할까?
: 삶의 질을 높이는 생활 관리법

많은 아토피 환자의 가장 큰 고민은 가려운 것과 자꾸만 긁게 되는 것이다. 모든 사람의 가려움증을 확실하게 가라앉게 하는 방법은 없지만, 효과가 높은 방법과 긁지 않기 위한 지혜를 소개하겠다.

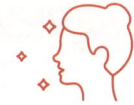

◎ 차게 하면 덜 가렵다

현시점에서 가장 안전하고 효과적으로 가려움증을 억제하는 방법은 차게 하기다. 냉동실에 아이스팩을 여러 개 준비해 놓고 수건으로 감싸 가려움증이 생긴 부분에 댄다. 잠시 후면 가려움증이 가라앉을 것이다.

다만, 차게 했다가 얼마 지나면 오히려 가려움증이 심해진다는 사람도 있다. 우선은 자기 몸으로 시험해 보고 차게 하기가 자신에게 맞지 않는 사람은 뒤에 소개하는 방법으로 바꾸기 바란다.

◉ 가려움증을 억제하는 아토피 약

우선 약을 사용하는 방법이 있다. 지금까지 이야기한 약과 치료법 중 가려움증을 억제하는 효과가 있는 것은 자외선 치료, 뉴오랄, 그리고 듀피젠트다. 스테로이드와 프로토픽에는 직접 가려움증을 억제하는 작용은 없다. 염증이 가라앉은 결과 가려움증이 가라앉는 간접적인 효과는 있지만, 약을 바르자마자 가려움증이 멈추지는 않는다.

더불어 프로토픽의 부작용으로 가려움증이 나타난다는 연구 결과도 있다. 따라서 가려울 때 프로토픽을 바르면 더 가려울 수도 있다. 다만 '가려워지니까 바르지 않겠다.' 그렇게 판단할 것이 아니라 길게 보고 아토피가 좋아질 것을 생각하여 가려움증을 참을 수만 있다면 계속 사용하기를 추천한다.

◉ 꽃가루 알레르기 시기에 복용하면 좋다

항알레르기제라고 불리는 내복약이 있다. 폴라라민, 씨잘, 알레록, 알레그라 등이 유명하다. 이 약들은 꽃가루 알레르기에 쓰이기도 하고 약국에서 구매할 수도 있어 아는 사람도 많을 것이다.

일본의 아토피 가이드라인에서는 항알레르기제 사용을 권장하고 있어 피부과에서 처방되는 경우도 많다. 그러나 '항알레르기제가 아토피에 효과가 있는가' 하는 문제에 대해 일본과 다른 나라들 사이에서 의견이 갈린다. 일본에서 발표된 연구 결과 중에는 항알레르기제를 계속 복용하면 증상이 더 개선된다는 것이 많지만, 해외 연구, 특히 코크란 리뷰에서 항알레르기제는 아토피에 효과가 없다고 한다.

이 책에서는 이러한 차이가 생기는 원인에 대한 설명을 생략하지만, 그러한 이유로 나는 아토피 환자에게 꽃가루 알레르기 시기에만 항알레르기제를 복용하는 방법을 권한다. 항알레르기제 대부분이 가려움증의 원인이 되는 히스타민이라는 물질을 억제하는 작용을 한다. 그러나 아토피의 가려움증은 복잡하며 히스타민에 의해서만 일어나는 것이 아니다. 따라서 항알레르기제로는 가려움증을 100% 억제할 수 없다.

한편 꽃가루 알레르기는 항알레르기제로 억제할 수 있다. 물론 효과가 미흡한 사람도 있지만 약을 먹으면 증상이 완화된다. 꽃가루 알레르기 때문에 콧물이 나오면 휴지를 사용한다. 이때 아토피 환자는 코를 너무 많이 풀어서 코 주위가 평소보다 더 가려워지기도 한다. 꽃가루 때문에 눈이 가려워지면 눈 주위도 가려워진다.

눈을 비비는 횟수도 늘어나고 백내장을 일으킬 위험도 올라간다. 따라서 나는 아토피에 항알레르기약이 효과가 없는 환자에게도 꽃가루에 의한 이차적인 피해를 억제하는 의미에서 항알레르기약이 유효하다고 생각한다.

○ 항알레르기제는 2세대를 선택하는 것이 좋다

의사가 항알레르기제를 어떻게 구분하는지 알려 주겠다. 항알레르기제에는 1세대와 2세대가 있다. 1세대에 비해 2세대는 졸음 등 부작용이 적도록 만들어졌다. 그래서 대체로 피부과 의사는 2세대 항알레르기제를 사용하도록 한다.

인터넷에서 '1세대는 졸리지만 효과가 좋고, 2세대는 졸리지 않지만 효과가 순하다.'라는 표현을 찾아볼 수 있다. 1세대와 2세대는 효과에 차이가 없다는 데이터도 많고, 2세대에서도 1세대만큼 졸음이 오는 약은 많다. 가려움증 면에서 말하자면 '졸리니까 잘 듣는다'는 말은 틀렸다.

1세대 페리악틴과 자디텐 등은 성분이 뇌로 가기 쉬워서 열성경련을 일으킬 위험을 높인다. 따라서 열성경련을 일으킨 적이 있는 아이나 열이 있는 2세 미만의 영유아는 1세대 항알레르기제를 복

주요 2세대 항히스타민제

제품명	졸음(개인차 있음)	일반의약품
루파핀	강함	없음
탈리온	있음	없음
알레지온	있음	알레지온
에바스텔	있음	없음
알레그라	약함	알레그라 FX, 알레르비
알레록	강함	없음
클라리틴	약함	클라리틴 EX
지르텍	강함	스토나리니 Z, 콘택비염 Z
씨잘	있음	없음
데자렉스	약함	없음
빌라노아	적음	없음

용하지 않는 편이 좋다.

항알레르기제를 먹으면 스스로는 졸리지 않은 것 같더라도 판단 능력이 떨어지는 일이 있다. 이를 임페어드 퍼포먼스Impaired Performance, 둔한 뇌라고 한다. 예를 들어 학생이 항알레르기제를 먹고 강의를 듣고 있을 때 본인은 졸음을 자각하지 못하더라도 집중력이 떨어져 있을 수 있다. 이 임페어드 퍼포먼스의 강도는 항알레르기제 종류에 따라 다르다. 일반인도 첨부 설명서에 있는 차 운전에 관한 주의 사항을 기준으로 보면 어느 정도 판단할 수 있다. 운전

이 금지된 약은 멍해지기 쉽고, 주의 사항이 없는 약은 쉽게 멍해지지 않는다고 생각해도 무방하다.

단, 이는 어디까지나 기준일 뿐 개인차가 있다. 그리고 그날의 몸 상태에 따라서도 달라진다. 잠이 오는 날도 있고 안 오는 날도 있다. 여하튼 **항알레르기제를 먹었을 때는 판단 능력이 조금 무뎌져 있을지도 모른다고 자각하는 편이 좋다.**

알기 쉽게 항알레르기제 약품명을 들어 설명하자면, **졸리지 않는 것을 최우선으로 여긴다면 알레그라, 졸려도 좋으니 잘 듣기를 바란다면 알레락을 선택하는 것이 좋겠다.** 알레그라는 약국에서도 구매할 수 있으며 병원에서 처방받는 알레그라와 성분과 양이 모두 같아서 병원에 갈 시간이 없는 사람들은 약국에서 구매하기를 추천한다.

⊙ 크로타미톤은 시험할 가치가 있는 약

바르는 약 중 유명한 제품으로 유락신이 있다. 유락신을 바르면 가려움증이 가라앉는 환자도 있다. 다만 유락신이 왜 가려움증을 억제하는지는 아직 의학적으로 제대로 증명되지 않았다.

이유야 어떻든 효과가 있는 사람도 있으니 유락신은 시도해 볼 가치가 있는 약이라고 할 수 있다.

◉ 캡사이신은 가려움증을 억제한다

고추의 성분인 캡사이신을 함유한 연고나 크림이 있다. 캡사이신은 가려움증과 통증에 관련 있는 TRPV1이라는 신경을 활성화한다. 즉 캡사이신 연고나 크림을 바르면 따끔따끔한 느낌이 든다. **통증 자극이 주어지면 가려움증 자극은 억제된다.** 따라서 캡사이신 연고와 크림은 어느 정도 가려움증을 억제하는 데 도움이 될 수도 있다.

다만 시중에서 판매하는 캡사이신 함유 크림은 가격이 비싸다. 더불어 다른 성분으로 인하여 피부염이 생길 가능성도 있다. 보험 적용은 안 되지만 캡사이신 연고를 만들어 주는 의료기관도 있다. '신뢰할 수 있는 의료기관에서 받은'이라는 조건부로 가려움을 멈추는 데 캡사이신 연고를 시도해 보는 것도 좋을지도 모른다.

○ 멘톨은 순간적으로 가려움을 억제하는 효과가 있다

상품명으로 치면 무히가 유명하다. 멘톨은 바르면 화하며 가려움증을 억제하는 효과가 있다.[78] 멘톨이 함유된 바르는 약 중에서 시원한 느낌이 드는 것은 캡사이신에 반응하는 TRP 종류가 관계하는 것으로 알려졌다.

멘톨은 알코올의 일종이기 때문에 바르면 피부가 건조해진다. 따라서 아토피 환자는 과하게 바르면 좋지 않다. 그러나 **순간적으로 가려움증을 억제하는 효과가 있으므로** 가려움증이 너무 심할 때는 시도해 보는 것도 괜찮다. 다만 캡사이신과 마찬가지로 멘톨도 자극이 너무 강해 아프다는 환자도 있으므로 주의해야 한다.

○ 목욕물 온도는 38~40℃가 적당하다

뜨거운 물을 끼얹은 뒤에 일정 시간을 참으면 가려움증이 가라앉았다는 사람들도 많다. 일반적으로 뜨거운 물로 가려움증을 가라앉히면 좋지 않다고 알려져 있다. 화상을 입을 위험이 있고, 뜨거운 물에 피지가 제거되어 버릴 가능성이 있기 때문이다.

처음 뜨거운 물을 끼얹은 뒤에는 가려움증이 유발된다. 누군가에게 두 손을 잡아달라고 하는 등, 이 굉장히 가려운 시간 동안 긁는 것을 참을 수 있으면, 그 후에 가려움증이 극적으로 가라앉기도 한다. 옆에서 도와줄 사람이 있는 경우 시도해 봐도 좋지만 어느 정도의 각오가 필요한 방법이라고도 할 수 있다.

그러나 다시 한번 말하지만, 뜨거운 물은 화상을 입을 위험이 있다. 또 43℃가 넘으면 세포가 죽는다. 안전을 위해서는 **샤워 온도를 41℃ 이상으로 올리지 말아야 한다. 또한 목욕물 온도는 38~40℃로 설정해 두는 것이 좋다.**

몸을 씻을 때 사용하는 비누에 관해서는 전문가 사이에서도 의견이 다르며, 에비던스 수준이 높은 연구 결과도 없다. 나의 개인적인 의견은 이렇다. **더러워진 부분에는 비누를 사용하는 것이 좋고, 더럽지 않은 부분에는 사용하지 않아도 된다.** 아토피로 인해 진물이 나는 부분에는 황색포도상구균 등 병균이 번식하는 경우가 많다. 이런 부분은 비누를 사용하여 깨끗하게 씻는 것을 추천한다.

단, **절대로 수건으로 문질러서는 안 된다.** 약을 바를 때와 마찬가지로 아토피 환자는 절대로 피부를 문질러서는 안 된다. 하물며 수건으로 문지르는 것은 반드시 피해야 할 행동이다. 피부과 분야에는 **나일론 타월 피부염**이라는 병명의 질환이 있을 정도다. **비누**

로 거품을 내고 부드럽게 손으로 씻는다.

그 어떤 때도 피부는 문지르지 않는다. 씻을 때도 바를 때도 절대 문질러서는 안 된다.

◎ 아토피에 걸린 아이를 둔 부모가 고민하는 것

지금부터 특히 아토피에 걸린 아이의 부모가 알아 두었으면 하는 이야기를 하겠다.

예전에 나는 발모광이 있었다. 머리카락을 뽑는 버릇이다. 의학부 입시 때 스트레스를 받은 나머지 발병했다. 어느 때는 왼쪽 앞머리 부분이 벗겨질 정도로 뽑아 버려서 머리 모양을 바꿔 가리고 다녔다. 너무 힘들었지만 어떻게든 의사가 되고 싶었다.

나는 철이 들었을 때부터 소아 천식을 앓았다. 집안에 의사는 아무도 없었지만, 병원에 가는 것이 일상의 한 부분이 되어 특별하다는 느낌은 들지 않았다. 환절기가 되면 매일 천식 발작이 일어났다. 특히 9월, 가을에 접어들면서 매일 밤 천식 발작으로 잠을 이루지 못하는 날들이 이어졌다. 천식 발작은 매우 고통스럽다. 그렇지만 철이 들었을 무렵부터 발작이 있던 나에게는 **발작으로 괴로운 것은 당연**하다는 감각이 있었다.

어릴 때부터 아토피가 있는 환자도 같은 느낌이 들지 않을까. 너무 오랫동안 아토피로 인해 가려움증을 앓아 온 사람에게는 가려운 상태가 당연해지지 않았을까.

나는 천식 발작이 그다지 신경 쓰이지 않는 아이였다. "헉헉", "쌕쌕" 하고 발작이 일어나면 그 이상한 숨소리를 가지고 장난치는 일조차 있었다. 어린 아토피 환자를 보고 있을 때면, 나 자신과 똑같이 느낄 때가 있다. 부모는 걱정으로 가득한데 정작 본인은 태연하다.

초등학교 고학년쯤 되면 스스로 약을 바를 수도 있으니 안심한 부모가 약을 바르지 않고 내버려 두면 아토피가 점점 악화한다. 보다 못한 부모가 약을 바르지만 정작 본인은 남의 일이라는 듯 생활한다. 부모에게 어리광을 부리는 부분도 있겠지만 본인은 아토피 악화 때문에 괴로워하지 않는다.

내가 어른이 될 무렵에는 천식이 완전히 개선되었다. 상냥한 선생님들 덕분에 나는 어렸을 때부터 의사가 되려고 마음먹었다. 하지만 천식이 다시 도진 고등학생 시절, 한창 반항기일 때 부모한테 마구 화풀이한 적이 있다. "천식에 걸린 건 엄마 탓이야." 하고 욕을 퍼부어 어머니를 울렸던 기억이 난다. 그 무렵에 나는 '알레르기가 일어나는 것은 부모의 교육 때문이다.'라고 주장하는 책을 읽었다. 이른바 독친毒親(독처럼 아이에게 악영향을 미치는 부모)의 영향으로 알레르기가 발병한다는 근거 없는 가설이다. 나는 그 가설을 무기로 삼아 의도적으로 부모에게 상처를 입혔다. 정말 비겁한 짓을 했다고 생각한다. 천식 발작이 일어났을 때 밤새 잠도 못 자면서 등을 문질러 준 어머니에겐 지금도 감사하게 생각한다.

만약 당신이 아토피에 걸린 아이를 두고 고통을 겪고 있다면, 부디 자신을 비난하지 않았으면 좋겠다. 어쩌면 어렸을 때의 나처럼 아이가 당신을 비난할지도 모른다. 하지만 사춘기가 지나고 어른이 되면 부모가 쏟아 준 애정을 제대로 깨닫게 된다. 아이의 피부가 아닌 마음을 보고 키웠으면 좋겠다.

내가 발모광을 겪을 때 '진심으로 이 나쁜 버릇을 고치고 싶다.'라고 맹세하고 한 일들이 있다. 아토피 환자에게서도 흔히 볼 수 있는 긁는 버릇에도 응용할 만한 부분이 있으니 몇 가지 소개하겠다.

⊙ 제발 "긁으면 안 돼!"라고 하지 마라

아이가 손톱을 세우고 박박 마구 긁는 모습을 부모가 보고 아무 말도 하지 않고 지나칠 수 없는 마음은 이해한다. 무심코 "긁으면 안 돼."라고 말하고 싶어진다. 나도 발모광을 앓았을 무렵 여러 사람에게 "뽑으면 안 돼." 하고 혼났다.

다만, **이쪽의 의견을 말하자면, '그런 것쯤은 이미 잘 알고 있다.'** 뽑으면 안 된다는 것을 충분히 알고 있으면서도 뽑고 마는 것이다. 야단을 맞아도 싸움만 날 뿐 머리 뽑는 버릇은 낫지 않았다.

긁는 버릇도 똑같다고 생각한다. 본인도 긁으면 안 된다는 것을 충분히 알고 있다. "긁으면 안 돼." 하고 꾸짖는 것은 아이를 몰아붙일 뿐이다. 싸우게 되는 일은 있어도 결코 긁는 버릇은 고쳐지지 않는다. 혹시 무의식적으로 긁고 있었다면 "지금 긁고 있었어." 하고 일깨워 주기만 하면 된다.

○ 다른 버릇으로 대체하는 방법

이론상 손이 없으면 긁을 일은 없다. 내가 앓았던 발모광을 예로 들자면, 손이 없는 상태에서 머리카락을 뽑을 수는 없다. 나는 의도적으로 손이 없어지는 상황을 만들어서 뽑는 버릇을 대체하는 훈련을 했다.

좀처럼 이해되지 않을지도 모르지만, **사실 머리카락을 뽑으면 기분이 매우 좋다.** 빠지는 순간 유쾌하다. 하지만 뽑아 버린 머리카락을 바라보면 후회가 밀려온다. 아토피 환자의 긁는 버릇도 마찬가지가 아닐까. **긁으면 안 된다는 것은 알고 있다. 하지만 가려운 부분을 긁으면 기분이 좋아진다.** 아토피에 걸리지 않았더라도 가려울 때 긁으면 기분이 좋다. '이제는 될 대로 되라지.' 정도의 감각으로 긁어 버리는 순간이 있지만, 일단락되면 후회하게 된다. 하지만 역시 피가 날 때까지 긁어 대는 것은 좋지 않다. 나의 경우 발모광을 치료하는 수단으로 펜 돌리기를 연습했다. 두 손으로 연습하던 시절도 있다. 두 손으로 돌리면 약간 서커스 같아진다. **머리카락을 뽑고 싶어지면 그저 펜만 돌렸다.** 덕분에 나는 여러 패턴의 펜 돌리기를 할 수 있다.

물론 반드시 펜 돌리기일 필요는 없다. 예를 들어, **촉감이 좋은 비즈 쿠션을 앞에 두는** 방법도 있다. 말랑말랑한 감촉의 기분 좋은 스트레스 해소 장난감도 괜찮다. 비닐 뽁뽁이를 무한하게 즐길 수 있는 장난감도 있다. **긁는 것보다 기분이 좋고 열중할 수 있는, 피부에 해롭지 않은 손버릇으로 대체하면 된다.**

어린아이의 경우 **긁기 시작하면 그 아이의 양손을 붙잡고 춤추는** 것을 추천한다. 뮤지컬처럼 춤추고 노래하며 우스울 정도로 요란하게 하면 어른도 즐겁다. 아이와의 스킨십으로도 이어지고, "긁으면 안 돼." 하고 꾸짖어서 아이에게 상처를 주는 것보다 부모와 자식이 크게 웃으면서 노래하고 춤추는 편이 훨씬 좋다고 생각한다.

◎ 최악의 상태를 피하는 데 집중한다

긁는 버릇 때문에 벌어질 수 있는 최악의 상태는 무엇일까. 피부가 상처투성이가 되어 그로부터 세균이 들어가게 되는 것이 아닐까. 피부에 상처가 있으면 세균뿐만 아니라 바이러스에도 감염된다. 헤르페스 바이러스 감염으로 인한 카포시수두모양발진이라는 병도 있다. 감염을 일으키면 열이 나고, 세균이 온몸으로 퍼지면 입원이 필요하다. 눈 주위를 긁으면 자극받아 백내장을 일으킬 위험이 올라간다.

내가 앓았던 발모광은 머리카락을 너무 많이 뽑아 버려 머리가 벗겨지는 상태까지 가는 것이 최악의 사태다. 펜 돌리기 덕분에 머리카락을 뽑는 빈도는 줄었다고 생각하지만 완벽하게 나은 것은 아니었다.

그래서 '머리카락을 만지는 것은 괜찮아.'라고 정했다. '뽑지 않고 만진다', '머리카락 뿌리 부분을 만지작거릴 뿐'이라면 괜찮다. 물론 뽑아 버릴 때도 있다. 하지만 '만지기만 하는 것은 괜찮다.'라고 스스로 타이르면 스트레스를 받지 않는다. '뽑으면 안 돼.'라고 스스로 타이르다 보면 정신적으로 피로워진다. 적어도 나는 조금 벽을 낮추어 자신을 용서하고 적당히 하는 편이 편했다.

긁는 버릇에 대해서도 '손톱을 세우지 않고 긁는 것은 괜찮다.'

등 최악의 상태를 피하기 위한 타협안을 채용하면 어떨까. 그 대신 손톱은 자주 깎는다, 시간이 날 때는 갈아서 다듬는 등 긁어 버려도 쉽게 상처 나지 않도록 대비해 두는 것이다. 아이의 긁는 버릇에는 부모가 대신 긁어 주는 것도 방법이다. 부모가 아이 대신 손가락 안쪽으로 긁으면 아이 스스로 긁는 것보다 덜 해롭다.

◎ 사계절 아토피 관리 팁

그럼 아토피가 개선되도록 생활하는 데 어떤 점에 주의하면 좋을까, 지금까지 나의 경험을 바탕으로 설명하겠다. 우선 계절에 따라 조심해야 할 포인트가 다르다는 점을 알아 두면 좋다.

- **봄철의 꽃가루 대책**

아토피 환자는 꽃가루 알레르기와도 합병을 일으키는 경우가 많다. 이는 알레르기 행진이라고 불리는 것으로, 아토피가 있으면 다른 알레르기 질환도 함께 일으키기 쉽다. 아토피 환자에게 꽃가루 알레르기가 있으면 우선 눈 주위가 굉장히 가려워진다. 눈을 비비고 눈 주변을 두드려 가려움증을 없애 보려는 환자도 있지만 바람직하지 못한 행동이다.

눈을 두드리거나 비비면 백내장이나 망막박리를 일으킨다. 연배가 있거나 당뇨를 앓는 사람들의 병이라고 생각하는 사람들이 많은데, 젊은 아토피 환자들도 백내장에 무척 많이 걸린다. 무엇을 숨기랴, 나도 알레르기 결막염으로 초등학교 저학년 때부터 눈을 계속 비비는 바람에 마흔을 넘긴 나이에 가벼운 백내장과 망막박리가 생기고 말았다. 시력 저하나 실명하는 일은 없었지만, 정기적으로 안과에 통원한다. 주치의 선생님은 "시야가 이상해지면 바로 진료받으러 오세요!"라고 항상 이야기한다.

그래서 가려워도 눈은 절대 비비지 않는다. 너무 가려울 때는 아이스팩을 수건으로 감아 눈에 대어 가려움증의 최고조를 넘기도록 하자. 꽃가루가 많은 날에 밖에서 돌아온 뒤에는 가능한 한 빨리 샤워로 씻어 낸다. 피부에 꽃가루가 묻은 상태는 아토피에도 좋지 않다. 물론 꽃가루를 걱정해서 집에 틀어박힐 필요는 없다. 일상생활을 기분 좋게 보낼 수 있도록 유의하기 바란다.

- **여름철의 땀과 자외선 대책**

여름에 조심해야 할 포인트는 두 가지다. 땀과 자외선이다. 아토피 환자는 대부분 경험한 적이 있을 텐데, 땀을 흘리면 가려워진다. 곰팡이의 일종인 말라세지아는 건강한 피부에도 존재하지만, 너무 늘어나면 피부염을 일으킨다. 이 말라세지아의 성분 중 일부가 땀에 스며들어 아토피 환자의 습진을 악화시킨다는 사실을 발견한 연구 결과가 2013년 히로시마대학교에서 발표되었다.[79]

땀이 나면 가능한 한 빨리 씻어 내는 것이 최선이다. 그러나 외출하면 바로바로 샤워하기는 어렵다. 그런 경우에는 젖은 수건으로 닦아 내면 좋다. 목덜미 등에 땀을 흘리면 핸드타월을 물에 적셔 갖다 대듯이 땀을 닦아 낸다. 이때 중요한 것은 수건으로 박박 문지르지 않는 것이다. 수건 원단으로 피부를 문지르면 습진은 더 악화한다.

아토피 환자의 경우 땀 억제제 등이 포함된 물티슈는 사용하지 않는 편이 좋다. 안에 든 성분이 피부염을 일으킨 피부에 묻게 되면 염증을 일으킬 수도 있다. 따라서 땀을 닦는 데는 물에 적신 수건이 가장 안전하다.

더불어 가능하다면 땀을 닦아 낸 뒤 보습제를 바르면 아토피가 더 좋아진다. 이 경우 보습제는 바셀린이든 히루도이드든 상관없다. 시중에 판매되는 보습제는 많지만, 본래 목적만 따진다면 앞에서 소개한 바셀린이나 헤파리노이드가 함유된 보습제면 충분하다. 여하튼 땀을 바로 닦아 낸 후 보습을 한다. 이러한 습관을 익혔으면 좋겠다. 다만 알로에 성분이 들어간 보습제는 사용하지 않는 것이 좋다. 알로에 성분 때문에 피부염이 생긴다고 보고된 적이 있기 때문이다.

다음으로 여름에 문제가 되는 것은 햇빛이다. 이 책에도 아토피 치료에 자외선을 사용한다고 설명했다. '그럼 자외선을 잔뜩 쬐면 좋은 거 아닌가?' 싶을 수도 있지만, 무슨 일이든 균형이 중요하다. 잘 알려진 것처럼 자외선은 피부암 발병 위험을 높이고 주름 등 노화의 원인이 되기도 한다.

자외선이 아토피 치료에 쓰이는 이유는 피부의 아토피 증상에 대한 과도한 면역반응을 억제함으로써 염증을 개선하기 때문이다. 그러나 자외선은 다른 면역반응도 억제해 버린다. 예를 들어 헤르페스 바이러스는 한 번 감염되면 신경의 근본에 계속 사는 것으로 알려졌는데, 몸의 면역 체계가 번식하지 못하도록 억누르고 있다. 그런데 자외선 등 면역을 떨어뜨리는 요인이 더해지면 헤르페스 바이러스가 늘어나 입술이 가려우면서도 오톨도톨한 것이 생겨 통증까지 더한다. 자외선은 사람 몸에 좋을 수도 있고 나쁠 수도 있다.

요즘 우리 연구실에서는 20대 시절에 생긴 자외선 손상이 향후 피부암의 원인이 될 가능성을 발견했다. 이러한 자외선의 장단점을 비교해 보면, 아토피 환자도 다른 사람들과 마찬가지로 햇볕에 타지 않도록 하는 것이 좋으며, 자외선으로부터 피부를 방어할 수 있도록 신경 쓰는 편이 좋다.

- **가을철의 꽃가루 대책**

꽃가루가 날리는 것은 봄뿐만이 아니다. 돼지풀, 쑥, 오리새 등 가을에는 가을의 꽃가루가 날린다. 앞에서 이야기한 대로 아토피 환자는 꽃가루 알레르기나 알레르기 결막염 등 합병증을 일으키는 경우도 많다. 가을의 꽃가루 때문에 코를 훌쩍거린다. 눈이 가려워진다. 그런 환자는 얼굴, 특히 눈 주위의 아토피가 악화하는 경우가 많다.

가을 꽃가루 시기에는 외출하기 전에 항알레르기제를 먹고, 집에 돌아오면 샤워하고 몸에 묻은 꽃가루를 씻어 내도록 의식해야 한다. 봄과 마찬가지로 가려움증 때문에 눈을 너무 비비면 백내장이 올 위험도 있으므로 너무 눈이 가렵다면 안과를 방문해 검사와 치료를 받을 것을 권장한다.

- **겨울철의 건조 대책**

겨울철에는 공기가 건조하다. 난방을 켠 실내에서는 공기가 더욱 건조해진다. 난방을 한 방에서는 상대습도(포화할 수 있는 수분량에 대한 비율)의 저하와 함께 온풍기 등의 영향으로 방 안의 절대습도(공기 중에 포함된 수증기의 양)도 떨어지기 때문이라고 한다.

앞서 설명한 대로 피부의 건조(드라이 스킨)는 가려움증을 일으키는 원인이다. 따라서 확실하게 보습하는 것이 무엇보다 중요하다. 보습제를 바로바로 아낌없이 듬뿍 사용하는 것이 포인트다. 여름철에는 피부가 촉촉해져 보습을 빼먹기 일쑤였던 사람들도 겨울철에는 반드시 보습한다. '건조해지고 나서'가 아닌 '건조해지기 전에' 보습한다.

그런 의미에서 보습 강화는 가을부터 시작하는 편이 좋다. 그리고 앞에서 말한 FTU를 의식하여 보습제를 듬뿍 사용한다. FTU는 바르는 약의 최소한의 기준이므로 보습에 관해 말하자면 FTU보다 더 많은 양을 발라도 상관없다. 차라리 FTU 이상으로 바르는 편이 낫다. 보습은 먼저 하는 사람이 이기는 법. 이때 아끼지 말고 사용하는 것이 포인트다.

○ 화장품은 지우기 쉬운 것을 고른다

아토피 환자 중에는 화장을 하면 상태가 나빠지는 사람도 있다. 따라서 화장품을 고를 때 잘 지워지지 않는 제품은 사용하지 않는다는 생각으로 보면 좋겠다. 예를 들어 파운데이션은 리퀴드 계열보다 파우더 계열이 더 지우기 쉽다. 미네랄 파운데이션이라고 해서 몇 종류 안 되는 성분만 사용하여 피부가 약한 사람이나 아토피 환자도 사용하기 편한 제품도 있다.

다만 화장품에도 개인차가 있다. 자극적인 느낌이 있는 것, 열감이 있는 것은 맞지 않을 가능성이 크다. 써 보고 맞지 않는 제품은 바꾼다. 다소 귀찮더라도 피부에 맞지 않는 제품을 계속 사용한다고 해서 맞게 되는 일은 없다.

○ 기타 생활품 등에 관하여

공기청정기를 사용하면 아토피가 좋아진다고 뒷받침하는 근거는 없다. 현 단계에서는 아토피 치료를 위해 무리해서 구매할 필요는 없다.

진드기 방지 이불을 사용하는 것은 아토피에 좋을 것이다. 그러나 수백만 원이나 하는 고액 침구를 판매하는 업체도 있으니 주의하기 바란다. 이불은 진드기나 먼지가 쌓이지 않도록 정기적으로 말리는 편이 좋으며 청결하게 유지되도록 신경 쓰자.

의복은 될 수 있는 한 면 소재를 고르도록 한다. 옷감 가장자리가 나풀거리는 것, 피부에 쓸리는 것은 피하는 편이 좋다. 또 새로 산 속옷은 우선 한 번 세탁하고 입는다. 땀을 흘린 속옷은 가능한 한 빨리 갈아입도록 유의한다.

그리고 안타깝게도 개나 고양이 알레르기로 인하여 아토피가 악

화되는 사람들도 많다. 아토피 때문에 이미 반려동물을 키우는 사람에게 소중한 가족을 내보내라고는 권할 수 없지만, 앞으로 반려동물을 키우려고 고민하는 사람들이 있다면, 키우지 않는 것을 추천한다.

아토피 치료의 미래

환자 정보를 빅데이터로 등록하여 AI가 판단하는 시대가 올 것이다. 치료 효과의 예측 정확도가 올라가는 것은 물론이고 환자의 성격까지 예측하여 후회하지 않을 치료법을 제시해 줄 가능성이 있다.

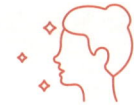

◎ 의료 시스템의 한계와 개선 방향

　제5장에서 소개한 대로 앞으로 많은 아토피 관련 신약이 등장할 예정이다. 스테로이드를 둘러싼 혼란도 과거의 일이 되어 중증 아토피 환자도 고통 없는 나날을 보내는 날이 오지 않을까 기대하고 있다.

　왜 아토피 치료를 둘러싼 혼란이 예상되는 지금 이 책을 썼을까. 물론 현시점에서 아토피로 고생하는 환자에게 한 줄기 빛이 될 수 있는 올바른 정보를 전하고 싶다는 마음이 가장 크지만, 또 다른 이유도 있다.

　그것은 스테로이드를 둘러싼 혼란을 기록함으로써 다른 의료 문제로 고민하는 누군가에게 도움이 될 수도 있다는 바람이다. 예를 들어 자궁경부암 백신을 둘러싸고는 스테로이드 비난이 일어났을 때와 비슷한 과정이 되풀이되고 있다.

- 자궁경부암 백신의 부작용과 부작용이 아닌 현상의 혼동
  ↓
- 대중매체에 의해 부정적인 면의 정보만 확산
  ↓
- 감정론에 치우친 논의
  ↓
- 환자와 여론의 혼란

의사 측 당사자 입장에서, 스테로이드를 둘러싸고 의사와 환자가 대립하며 서로 공격하는 상황이 반복되는 모습을 보고 있자니 가슴이 답답하다.

먼저 고통받는 환자의 이야기에 귀를 기울였으면 한다. 그리고 냉정하게 논의하기를 제안하고 싶다.

감정론에 의한 인격 부정이나 공격으로 사태가 호전되는 일은 없다. 상대의 의견에 무조건 반박하려고만 드는 논의에는 처음부터 끼지 않는 것이 좋다. 고통받는 사람을 제쳐 두고 자신의 불안과 분노에 휩쓸려 행동하면 사태를 악화시킬 뿐이다.

누구를 위한 의료 활동인가. 말로는 환자를 위해서라고 하면서 자기 자신의 이익을 위해 의료 문제에 임하지 말아야 한다. 그러면 많은 사람에게 폐를 끼칠 뿐이다.

어떤 병이든 악화될수록 목숨을 위협하는 경우가 많다. 병을 앓으면 마음도 고통받는 일이 늘어나 일상적인 행복을 상실할 위험이 크다. 의료 문제와 의료 정보는 신중하게 취급해야 한다는 점을 나 역시 꼭 명심하고자 한다.

● AI 시대, 치료의 대변화

의료 분야에서 AI의 응용은 일취월장하고 있다. 나의 또 다른 전문인 피부암 분야에서는 AI의 진단 정확도가 피부과 전문의를 이미 추월했다. 예를 들어, 점과 악성 흑색종을 구별하는 데는 인간 의사보다 AI가 오진이 적다. 머지않아 AI를 탑재한 피부과용 카메라가 진찰실에서 사진만 찍으면 진단이 내려지는 시대가 온다. 어쩌면 그 카메라는 시중에 판매되어 환자 스스로 AI의 진단을 바탕으로 피부과 진료를 받는 시대가 올지도 모른다.

AI 개발은 치료 분야에서도 진보하고 있다. 이 책에서도 이야기했듯이 지금은 아토피 진단 후에 받는 치료법이 나뉘기도 한다. 암

같은 경우 가장 먼저 어떤 항암제를 사용할 것인지에 대해서는 가이드라인을 바탕으로 의사가 환자와 상담하면서 결정을 많이 한다. 치료 효과 예측과 부작용, 비용과 치료 수단 등을 종합적으로 판단해야 하기 때문이다.

하지만 환자 정보를 빅데이터로 등록하여 AI가 판단하는 시대가 온다. 치료 효과의 예측 정확도가 올라가는 것은 물론이고 환자의 성격까지 예측하여 후회하지 않을 치료법을 제시해 줄 가능성도 있다.

아토피 치료에서도 어떤 약을 어느 부위에 얼마나 쓸지 의사가 아닌 AI가 판단하는 시대가 올 것이다. AI가 집에서 세세하게 치료 방침을 변경하고 지시를 내리게 될 가능성도 있다. 환자에게는 고마운 일일 것이다. 오진이 줄고 치료 정밀도가 더 높아지기 때문이다.

◉ 의사와 환자, 사람 대 사람으로 마주하기

반대로 의사에게는 어떨까. 진단과 치료를 AI에 빼앗긴 뒤 의사에게 남은 일이란 무엇일까.

의사소통이라고 답하는 사람도 있다. 환자의 표정을 읽고 마음을 헤아려 말을 건네는 것은 인간만이 할 수 있는 일이라고. 하지만 그렇지도 않다. 사실 이것도 AI가 대체할 수 있다.

예를 들어, 아직 시중에서 판매하지는 않지만, 스트레스 체크 미러라는 거울이 개발되었다. 이 거울에 비치는 얼굴로 스트레스를 체크한다. 마이크로소프트사가 무료로 제공하는 Face API를 이용하면 AI로 감정을 인식할 수 있다. AI가 인간의 감정까지 읽을 수 있게 된다면 상대방의 감정에 맞춘 말을 고르기란 그리 어렵지 않을 것이다. 그리 머지않은 미래에 진단, 치료, 의사소통까지 AI가 대체하게 될 가능성은 크다.

나는 AI로 인해 바뀔 의료 세계에서 의사에게 요구되는 기술은 의사소통 너머에 있다고 생각한다. 바로 공감, 즉 환자와 마음을 공유하는 것이다. 병이 나서 슬프고 괴롭다는 기분을 AI는 판단할 수는 있어도 공유할 수는 없다. "치료가 잘 되어서 기쁘다." "병이 나아서 안심했다." 그러한 기쁨을 공감할 수 있는 것은 인간뿐이다.

작년 가을, 한 의대생이 나의 외래 진료를 견학하러 왔다. 인터넷으로 의료 정보를 알리는 모습을 보고 나의 진료에 관심을 가져준 열성적인 여성이었다. 그녀 자신도 아토피를 앓고 있어 "장래에는 피부과 의사가 되어 가려움증에 관해 연구하고 싶어요."라고 말했다.

그녀가 돌아가는 길에 나에게 질문했다.

"선생님, 의사가 되기 전에 의대생일 때 해 두어야 할 일이 무엇인가요?"

나는 조금 생각하고 이렇게 대답했다.

"친구든 연인이든, 누군가와 서로 깊이 통하는 경험을 하는 거라고 생각합니다."

병원에서 마주 보는 얼마 안 되는 진찰 시간에 환자의 마음에 공감하기는 어렵다. 그런데도 환자와 서로 통했다고 느끼는 순간이 있다. 마음을 공유하여 같은 방향을 향하며 서로가 그것을 느끼고 증상이 좋아졌을 때, 의사와 환자가 동시에 가슴이 뭉클해지는 순간을 종종 경험한다.

의사여서 다행이라고 생각하는 점은 병을 치료했을 때가 아닌 병이 나아 기뻐하는 환자와 마음을 공유할 수 있었을 때다. 진찰실에서 환자와 마음을 통하게 하려면 평소 생활에서 최선을 다해 누군가와 마주한 경험과 그 사람과 마음을 공유한 경험이 필요하다고 생각한다.

마치며

당신의 아토피를
고치고 싶다

오래전 나는 한 중증 아토피 환자를 진찰하고 있었다.

그는 진찰실에서 눈도 마주치지 않고 항상 어딘가 자신감이 없는 듯했다. 나는 이 책에서 소개한 프로액티브 요법과 FTU를 가르쳐 주고 스테로이드 외용제의 강도를 조절하며 그의 아토피를 치료했다. 다행히 그의 아토피는 눈에 띄게 좋아졌고 표정도 밝아졌다. 그러던 어느 날 그는 자신의 여자친구를 진찰실로 데려왔다. 그녀는 그의 옆에서 기쁜 듯이 말했다. "제가 보습제를 발라 주고 있어요."

몇 달 후, 두 사람은 결혼했다. 내 진찰실에 둘이 함께 그 사실을 알리러 와 주었다. 아토피가 좋아지면서 자신감이 생겼다고 한다. "아토피 같은 건 전혀 신경 쓰지 않아요." 그렇게 말하며 아내와 함께 나란히 서 있는 그를 보며 눈시울이 뜨거워졌다.

지금도 아토피 때문에 고생하는 환자가 많다. 아토피 때문에 자신감을 갖지 못하는 환자가 있다. 아토피 때문에 힘든 삶을 사는 환자가 있다. 그런 아토피 환자들과 내가 바라는 것은 똑같다. 아토피를 고치고 싶다. 그 일념으로 지금도 아토피 신약 개발에 매진하고 있다.

이 책을 집필하는 데 다이아몬드사의 곤노 료스케 씨, 도쿄지에이카이 의과대학교 소아과의 호리무카이 겐타 선생님께 정말 많은 신세를 졌다. 두 분이 없었다면 이 책을 낼 각오는 하지 못했을 것이다. 부드럽게 등을 밀어 주고 내용을 세세하게 체크해 준 두 분께 깊은 감사의 인사를 드리고 싶다. 정말 감사했습니다.

증상이 악화한 상황에서 의사와 환자가 서로 끈기 있게 지혜를 짜내고 치료해 나가기란 쉬운 일이 아니다. 그래도 하나씩 작은 것부터 하다 보면 분명 아토피가 좋아지리라고 믿는다. 이 책이 당신에게 도움이 될 힌트가 하나라도 있었다면 기쁠 따름이다.

한 명이라도 더 많은 아토피 환자와 그 가족들이 아토피 때문에 제한되지 않는, 행복한 삶을 보낼 수 있기를 바라는 소망을 담아 썼다.

참고 문헌 및 참고 웹사이트

1. Shah P, Isley WL. Ketoacidosis during a low-carbohydrate diet. N Engl J Med. 2006;354(1):97-8.
2. Del Bo C, Bernardi S, Marino M, Porrini M, Tucci M, Guglielmetti S, et al. Systematic Review on Polyphenol Intake and Health Outcomes: Is there Sufficient Evidence to Define a Health-Promoting Polyphenol-Rich Dietary Pattern? Nutrients. 2019;11(6).
3. Rajka G, Winkelmann RK. Atopic dermatitis and Sezary syndrome. Arch Dermatol. 1984;120(1):83-4.
4. Ascott A, Mulick A, Yu AM, Prieto-Merino D, Schmidt M, Abuabara K, et al. Atopic eczema and major cardiovascular outcomes: A systematic review and meta-analysis of population-based studies. J Allergy Clin Immunol. 2019;143(5):1821-9.
5. Sandhu JK, Wu KK, Bui TL, Armstrong AW. Association Between Atopic Dermatitis and Suicidality: A Systematic Review and Meta-analysis. JAMA Dermatol. 2019;155(2):178-87.
6. Ronnstad ATM, Halling-Overgaard AS, Hamann CR, Skov L, Egeberg A, Thyssen JP. Association of atopic dermatitis with depression, anxiety, and suicidal ideation in children and adults: A systematic review and meta-analysis. J Am Acad Dermatol. 2018;79(3):448-56 e30.
7. Kabashima K. New concept of the pathogenesis of atopic dermatitis: interplay among the barrier, allergy, and pruritus as a trinity. J Dermatol Sci. 2013;70(1):3-11.
8. Otsuka A, Nomura T, Rerknimitr P, Seidel JA, Honda T, Kabashima K. The interplay between genetic and environmental factors in the pathogenesis of atopic dermatitis. Immunol Rev. 2017;278(1):246-62.
9. Murota H, Katayama I. Exacerbating factors of itch in atopic dermatitis. Allergol Int. 2017;66(1):8-13.
10. Segre JA. Epidermal barrier formation and recovery in skin disorders. J Clin Invest. 2006;116(5):1150-8.
11. Cabanillas B, Novak N. Atopic dermatitis and filaggrin. Curr Opin Immunol.

2016;42:1-8.

12. Kihara A. Synthesis and degradation pathways, functions, and pathology of ceramides and epidermal acylceramides. Prog Lipid Res. 2016;63:50-69

13. Smith FJ, Irvine AD, Terron-Kwiatkowski A, Sandilands A, Campbell LE, Zhao Y, et al. Loss-of-function mutations in the gene encoding filaggrin cause ichthyosis vulgaris. Nat Genet. 2006;38(3):337-42.

14. Palmer CN, Irvine AD, Terron-Kwiatkowski A, Zhao Y, Liao H, Lee SP, et al. Common loss-of-function variants of the epidermal barrier protein filaggrin are a major predisposing factor for atopic dermatitis. Nat Genet. 2006;38(4):441-6.

15. Spergel JM. Epidemiology of atopic dermatitis and atopic march in children. Immunol Allergy Clin North Am. 2010;30(3):269-80.

16. Zheng T, Yu J, Oh MH, Zhu Z. The atopic march: progression from atopic dermatitis to allergic rhinitis and asthma. Allergy, asthma & immunology research. 2011;3(2):67-73.

17. Schneider L, Hanifin J, Boguniewicz M, Eichenfield LF, Spergel JM, Dakovic R, et al. Study of the Atopic March: Development of Atopic Comorbidities. Pediatr Dermatol. 2016;33(4):388-98.

18. Brown SJ, Relton CL, Liao H, Zhao Y, Sandilands A, McLean WH, et al. Filaggrin haploinsufficiency is highly penetrant and is associated with increased severity of eczema: further delineation of the skin phenotype in a prospective epidemiological study of 792 school children. Br J Dermatol. 2009;161(4):8849.

19. Nakayama T, Hirahara K, Onodera A, Endo Y, Hosokawa H, Shinoda K, et al. Th2 Cells in Health and Disease. Annu Rev Immunol. 2017;35:53-84.

20. Thyssen JP, Kezic S. Causes of epidermal filaggrin reduction and their role in the pathogenesis of atopic dermatitis. J Allergy Clin Immunol. 2014;134(4):792-9.

21. Oetjen LK, Mack MR, Feng J, Whelan TM, Niu H, Guo CJ, et al. Sensory Neurons Co-opt Classical Immune Signaling Pathways to Mediate Chronic Itch. Cell. 2017;171(1):217-28 e13.

22. Kim BS, Siracusa MC, Saenz SA, Noti M, Monticelli LA, Sonnenberg GF, et al. TSLP elicits IL-33, independent innate lymphoid cell responses to promote skin inflammation. Sci Transl Med. 2013;5(170):170ra16.

23. Konya V, Mjosberg J. Lipid mediators as regulators of human ILC2 function in allergic diseases. Immunol Lett. 2016.

24. Misery L, Loser K, Stander S. Sensitive skin. J Eur Acad Dermatol Venereol. 2016;30

Suppl 1:2-8.
25. Zhou S, Gravekamp C, Bermudes D, Liu K. Tumour-targeting bacteria engineered to fight cancer. Nat Rev Cancer. 2018;18(12):727-43.
26. Jappe U, Kull S, Opitz A, Zabel P. Anaphylaxis to vanilla ice cream: a near fatal cross-reactivity phenomenon. J Eur Acad Dermatol Venereol. 2018;32(1):e22-e3.
27. Tokura Y. Extrinsic and intrinsic types of atopic dermatitis. J Dermatol Sci. 2010;58(1):1-7.
28. Yamaguchi H, Hirasawa N, Asakawa S, Okita K, Tokura Y. Intrinsic atopic dermatitis shows high serum nickel concentration. Allergol Int. 2015;64(3):282-4.
29. Romaguera C, Vilaplana J. Contact dermatitis in children: 6 years experience (1992-1997). Contact Dermatitis. 1998;39(6):277-80.
30. Lu CL, Liu XH, Stub T, Kristoffersen AE, Liang SB, Wang X, et al. Complementary and alternative medicine for treatment of atopic eczema in children under 14 years old: a systematic review and metaanalysis of randomized controlled trials. BMC Complement Altern Med. 2018;18(1):260.
31. Gray NA, Dhana A, Stein DJ, Khumalo NP. Zinc and atopic dermatitis: a systematic review and metaanalysis. J Eur Acad Dermatol Venereol. 2019;33(6):1042-50.
32. Huang R, Ning H, Shen M, Li J, Zhang J, Chen X. Probiotics for the Treatment of Atopic Dermatitis in Children: A Systematic Review and Meta-Analysis of Randomized Controlled Trials. Front Cell Infect Microbiol. 2017;7:392.
33. Zhao M, Shen C, Ma L. Treatment efficacy of probiotics on atopic dermatitis, zooming in on infants: a systematic review and meta-analysis. Int J Dermatol. 2018;57(6):635-41.
34. Li L, Han Z, Niu X, Zhang G, Jia Y, Zhang S, et al. Probiotic Supplementation for Prevention of Atopic Dermatitis in Infants and Children: A Systematic Review and Meta-analysis. American journal of clinical dermatology. 2019;20(3):367-77.
35. Doron S, Snydman DR. Risk and safety of probiotics. Clin Infect Dis. 2015;60 Suppl 2:S129-34.
36. Ricci G, Cipriani F. Probiotics and prevention of eczema: have we enough data to draw conclusions? Allergy. 2016;71(3):426-8.
37. Shoda T, Futamura M, Yang L, Narita M, Saito H, Ohya Y. Yogurt consumption in infancy is inversely associated with atopic dermatitis and food sensitization at 5 years of age: A hospital-based birth cohort study. J Dermatol Sci. 2017;86(2):90-6.
38. Halling-Overgaard AS, Hamann CR, Holm RP, Linneberg A, Silverberg JI, Egeberg A,

et al. Atopic dermatitis and alcohol use — a meta-analysis and systematic review. J Eur Acad Dermatol Venereol. 2018;32(8):1238–45.
39. Kantor R, Kim A, Thyssen JP, Silverberg JI. Association of atopic dermatitis with smoking: A systematic review and meta-analysis. J Am Acad Dermatol. 2016;75(6):1119–25 e1.
40. Strachan DP. Hay fever, hygiene, and household size. BMJ. 1989;299(6710):1259–60.
41. Yepes-Nunez JJ, Brozek JL, Fiocchi A, Pawankar R, Cuello-Garcia C, Zhang Y, et al. Vitamin D supplementation in primary allergy prevention: Systematic review of randomized and non-randomized studies. Allergy. 2018;73(1):37–49.
42. Malihi Z, Wu Z, Stewart AW, Lawes CM, Scragg R. Hypercalcemia, hypercalciuria, and kidney stones in long-term studies of vitamin D supplementation: a systematic review and meta-analysis. Am J Clin Nutr. 2016;104(4):1039–51.
43. Malihi Z, Wu Z, Lawes CMM, Scragg R. Adverse events from large dose vitamin D supplementation taken for one year or longer. J Steroid Biochem Mol Biol. 2019;188:29–37.
44. Bath-Hextall F, Delamere FM, Williams HC. Dietary exclusions for established atopic eczema. The Cochrane database of systematic reviews. 2008(1):CD005203.
45. Andersson NW, Hansen MV, Larsen AD, Hougaard KS, Kolstad HA, Schlunssen V. Prenatal maternal stress and atopic diseases in the child: a systematic review of observational human studies. Allergy. 2016;71(1):15–26.
46. Zhang A, Silverberg JI. Association of atopic dermatitis with being overweight and obese: a systematic review and metaanalysis. J Am Acad Dermatol. 2015;72(4):606–16 e4.
47. Reese I, Werfel T. Do long-chain omega-3 fatty acids protect from atopic dermatitis? Journal der Deutschen Dermatologischen Gesellschaft = Journal of the German Society of Dermatology : JDDG. 2015;13(9):879–85.
48. Chopra R, Vakharia PP, Sacotte R, Silverberg JI. Efficacy of bleach baths in reducing severity of atopic dermatitis: A systematic review and meta-analysis. Ann Allergy Asthma Immunol. 2017;119(5):435–40.
49. Shi ZF, Song TB, Xie J, Yan YQ, Du YP. The Traditional Chinese Medicine and Relevant Treatment for the Efficacy and Safety of Atopic Dermatitis: A Systematic Review and Meta-Analysis of Randomized Controlled Trials. Evid Based Complement Alternat Med. 2017;2017:6026434.
50. DiNicola C, Kekevian A, Chang C. Integrative medicine as adjunct therapy in the

treatment of atopic dermatitis--the role of traditional Chinese medicine, dietary supplements, and other modalities. Clin Rev Allergy Immunol. 2013;44(3):242-53.
51. Chung LY. Antioxidant profiles of a prepared extract of Chinese herbs for the treatment of atopic eczema. Phytother Res. 2008;22(4):493-9.
52. Thandar Y, Gray A, Botha J, Mosam A. Topical herbal medicines for atopic eczema: a systematic review of randomized controlled trials. Br J Dermatol. 2017;176(2):330-43.
53. Gonzalez-Lopez G, Ceballos-Rodriguez RM, Gonzalez-Lopez JJ, Feito Rodriguez M, Herranz-Pinto P. Efficacy and safety of wet wrap therapy for patients with atopic dermatitis: a systematic review and metaanalysis. Br J Dermatol. 2017;177(3):688-95.
54. Tam HH, Calderon MA, Manikam L, Nankervis H, Nunez IG, Williams HC, et al. Specific allergen immunotherapy for the treatment of atopic eczema: a Cochrane systematic review. Allergy. 2016;71(9):1345-56.
55. Bae JM, Choi YY, Park CO, Chung KY, Lee KH. Efficacy of allergen-specific immunotherapy for atopic dermatitis: a systematic review and meta-analysis of randomized controlled trials. J Allergy Clin Immunol. 2013;132(1):110-7.
56. Tam H, Calderon MA, Manikam L, Nankervis H, Garcia Nunez I, Williams HC, et al. Specific allergen immunotherapy for the treatment of atopic eczema. The Cochrane database of systematic reviews. 2016;2:CD008774.
57. van Laarhoven AIM, van der Sman-Mauriks IM, Donders ART, Pronk MC, van de Kerkhof PCM, Evers AWM. Placebo effects on itch: a meta-analysis of clinical trials of patients with dermatological conditions. J Invest Dermatol. 2015;135(5):1234-43.
58. Rathi SK, Kumrah L. Topical corticosteroid-induced rosacea-like dermatitis: a clinical study of 110 cases. Indian journal of dermatology, venereology and leprology. 2011;77(1):42-6.
59. Furue M, Terao H, Moroi Y, Koga T, Kubota Y, Nakayama J, et al. Dosage and adverse effects of topical tacrolimus and steroids in daily management of atopic dermatitis. J Dermatol. 2004;31(4):277-83.
60. Fukuie T, Nomura I, Horimukai K, Manki A, Masuko I, Futamura M, et al. Proactive treatment appears to decrease serum immunoglobulin-E levels in patients with severe atopic dermatitis. Br J Dermatol. 2010;163(5):1127-9.
61. Fukuie T, Hirakawa S, Narita M, Nomura I, Matsumoto K, Tokura Y, et al. Potential preventive effects of proactive therapy on sensitization in moderate to severe childhood atopic dermatitis: A randomized, investigator-blinded, controlled study. J Dermatol. 2016;43(11):1283-92.

62. Odland R, Wigley T, Kim T, Kizziar R, Davamony D. Quantification of rebound edema after steroid treatment. Otolaryngol Head Neck Surg. 2000;123(1 Pt 1):44−7.
63. Ng SY, Begum S, Chong SY. Does Order of Application of Emollient and Topical Corticosteroids Make a Difference in the Severity of Atopic Eczema in Children? Pediatr Dermatol. 2016;33(2):160−4.
64. Kemmett D, Tidman MJ. The influence of the menstrual cycle and pregnancy on atopic dermatitis. Br J Dermatol. 1991;125(1):59−61.
65. Murase JE, Heller MM, Butler DC. Safety of dermatologic medications in pregnancy and lactation: Part I. Pregnancy. J Am Acad Dermatol. 2014;70(3):401 e1−14; quiz 15.
66. Franssen ME, van der Wilt GJ, de Jong PC, Bos RP, Arnold WP. A retrospective study of the teratogenicity of dermatological coal tar products. Acta Derm Venereol. 1999;79(5):390−1.
67. Kulski JK, Hartmann PE. Changes in the concentration of cortisol in milk during different stages of human lactation. Aust J Exp Biol Med Sci. 1981;59(Pt 6):769−78.
68. Lundov MD, Johansen JD, Zachariae C, Moesby L. Creams used by hand eczema patients are often contaminated with Staphylococcus aureus. Acta Derm Venereol. 2012;92(4):441−2.
69. Horimukai K, Morita K, Narita M, Kondo M, Kitazawa H, Nozaki M, et al. Application of moisturizer to neonates prevents development of atopic dermatitis. J Allergy Clin Immunol. 2014;134(4):824−30 e6.
70. Legendre L, Barnetche T, Mazereeuw−Hautier J, Meyer N, Murrell D, Paul C. Risk of lymphoma in patients with atopic dermatitis and the role of topical treatment: A systematic review and meta−analysis. J Am Acad Dermatol. 2015;72(6):992−1002.
71. Otsuka A, Tanioka M, Nakagawa Y, Honda T, Ikoma A, Miyachi Y, et al. Effects of cyclosporine on pruritus and serum IL−31 levels in patients with atopic dermatitis. Eur J Dermatol. 2011;21(5):816−7.
72. Treister AD, Kraff−Cooper C, Lio PA. Risk Factors for Dupilumab− Associated Conjunctivitis in Patients With Atopic Dermatitis. JAMA Dermatol. 2018;154(10):1208−11.
73. Wollenberg A, Howell MD, Guttman−Yassky E, Silverberg JI, Kell C, Ranade K, et al. Treatment of atopic dermatitis with tralokinumab, an anti−IL−13 mAb. J Allergy Clin Immunol. 2019;143(1):135−41.
74. Ruzicka T, Hanifin JM, Furue M, Pulka G, Mlynarczyk I, Wollenberg A, et al.

Anti-Interleukin-31 Receptor A Antibody for Atopic Dermatitis. N Engl J Med. 2017;376(9):826-35.
75. Nakagawa H, Nemoto O, Igarashi A, Saeki H, Oda M, Kabashima K, et al. Phase 2 clinical study of delgocitinib ointment in pediatric patients with atopic dermatitis. J Allergy Clin Immunol. 2019.
76. Paller AS, Tom WL, Lebwohl MG, Blumenthal RL, Boguniewicz M, Call RS, et al. Efficacy and safety of crisaborole ointment, a novel, nonsteroidal phosphodiesterase 4 (PDE4) inhibitor for the topical treatment of atopic dermatitis (AD) in children and adults. J Am Acad Dermatol. 2016;75(3):494-503 e6.
77. Bissonnette R, Poulin Y, Zhou Y, Tan J, Hong HC, Webster J, et al. Efficacy and safety of topical WBI1001 in patients with mild to severe atopic dermatitis: results from a 12-week, multicentre, randomized, placebo-controlled double-blind trial. Br J Dermatol. 2012;166(4):853-60.
78. Kardon AP, Polgar E, Hachisuka J, Snyder LM, Cameron D, Savage S, et al. Dynorphin acts as a neuromodulator to inhibit itch in the dorsal horn of the spinal cord. Neuron. 2014;82(3):573-86.
77. Hiragun T, Ishii K, Hiragun M, Suzuki H, Kan T, Mihara S, et al. Fungal protein MGL_1304 in sweat is an allergen for atopic dermatitis patients. J Allergy Clin Immunol. 2013;132(3):608-15 e4.

본문 글 외에 책을 작성하는 데 도움이 된 문헌

80. Focus on Medicine, 13:15-18, 1998.
81. Pharm Res, 11 (1):151-155, 1994.
82. Lack G. Epidemiologic risks for food allergy. J Allergy Clin Immunol. 2008 Jun;121(6):1331-6.
83. Spergel JM, Paller AS. Atopic dermatitis and the atopic march. J Allergy Clin Immunol. 2003 Dec;112(6 Suppl):S118-27.
84. Boguniewicz M, Eichenfield LF, Hultsch T. Current management of atopic dermatitis and interruption of the atopic march. J Allergy Clin Immunol. 2003 Dec;112(6 Suppl):S140-50.
85. Guttman-Yassky E, Zhou L, Krueger JG. The skin as an immune organ: Tolerance

versus effector responses and applications to food allergy and hypersensitivity reactions. J Allergy Clin Immunol. 2019 Aug;144(2):362−374.
86. Amano W, Nakajima S, Yamamoto Y, et al. JAK inhibitor JTE−052 regulates contact hypersensitivity by downmodulating T cell activation and differentiation. J Dermatol Sci. 2016 Dec;84(3):258−265.
87. Amano W, Nakajima S, Kunugi H, et al. The Janus kinase inhibitor JTE−052 improves skin barrier function through suppressing signal transducer and activator of transcription 3 signaling. J Allergy Clin Immunol. 2015 Sep;136(3):667−677.
88. Presland RB, Boggess D, Lewis SP, et al. Loss of normal profilaggrin and filaggrin in flaky tail (ft/ft) mice: an animal model for the filaggrin−deficient skin disease ichthyosis vulgaris. J Invest Dermatol. 2000 Dec;115(6):1072−81.89. Fallon PG, Sasaki T, Sandilands A, et al. A homozygous frameshift mutation in the mouse Flg gene facilitates enhanced percutaneous allergen priming. Nat Genet. 2009 May;41(5):602−8.
90. Saunders SP, Goh CS, Brown SJ, et al. Tmem79/Matt is the matted mouse gene and is a predisposing gene for atopic dermatitis in human subjects. J Allergy Clin Immunol. 2013 Nov;132(5):1121−9.
91. Otsuka A, Doi H, Egawa G, et al. Possible new therapeutic strategy to regulate atopic dermatitis through upregulating filaggrin expression. J Allergy Clin Immunol. 2014 Jan;133(1):139−46.
92. Kabashima K, Furue M, Hanifin JM, et al. Nemolizumab in patients with moderate−to−severe atopic dermatitis: Randomized, phase II, long−term extension study. J Allergy Clin Immunol. 2018 Oct;142(4):1121−1130.e7.
93. Fishbein AB, Silverberg JI, Wilson EJ, Ong PY. Update on Atopic Dermatitis: Diagnosis, Severity Assessment, and Treatment Selection. J Allergy Clin Immunol Pract. 2019 Aug 19. pii: S22132198(19)30635−X.
94. Nakashima C, Ishida Y, Kitoh A, Otsuka A, Kabashima K. Interaction of peripheral nerves and mast cells, eosinophils, and basophils in the development of pruritus. Exp Dermatol. 2019 Dec;28(12):1405−1411.
95. Takahashi S, Ishida A, Kubo A, et al. Homeostatic pruning and activity of epidermal nerves are dysregulated in barrier−impaired skin during chronic itch development. Sci Rep. 2019 Jun 13;9(1):8625.
96. Brunner PM, Silverberg JI, Guttman−Yassky E, et al. Increasing Comorbidities Suggest that Atopic Dermatitis Is a Systemic Disorder. J Invest Dermatol. 2017 Jan;137(1):18−25.

97. Kobayashi T, Glatz M, Horiuchi K, et al. Dysbiosis and Staphylococcus aureus Colonization Drives Inflammation in Atopic Dermatitis. Immunity. 2015 Apr 21;42(4):756-66.
98. Sasaki T, Shiohama A, Kubo A, et al. A homozygous nonsense mutation in the gene for Tmem79, a component for the lamellar granule secretory system, produces spontaneous eczema in an experimental model of atopic dermatitis. J Allergy Clin Immunol. 2013 Nov;132(5):1111-1120.e4.
99. Katoh N, Kataoka Y, Saeki H, et al. Efficacy and safety of dupilumab in Japanese adults with moderate to-severe atopic dermatitis: a subanalysis of three clinical trials. Br J Dermatol. 2019 Sep 28. doi: 10.1111/bjd.18565.
100. Beck LA, Thaçi D, Hamilton JD, et al. Dupilumab treatment in adults with moderate-to-severe atopic dermatitis. N Engl J Med. 2014 Jul 10;371(2):130-9.
101. Thaçi D, Simpson EL, Beck LA, et al. Efficacy and safety of dupilumab in adults with moderate-to-severe atopic dermatitis inadequately controlled by topical treatments: a randomised, placebo-controlled, doseranging phase 2b trial. Lancet. 2016 Jan 2;387(10013):40-52.
102. Simpson EL, Bieber T, Guttman-Yassky E, et al. Two Phase 3 Trials of Dupilumab versus Placebo in Atopic Dermatitis. N Engl J Med. 2016 Dec 15;375(24):2335-2348.
103. Blauvelt A, de Bruin-Weller M, Gooderham M, et al. Long-term management of moderate-to-severe atopic dermatitis with dupilumab and concomitant topical corticosteroids (LIBERTY AD CHRONOS): a 1-year, randomised, double-blinded, placebo-controlled, phase 3 trial. Lancet. 2017 Jun 10;389(10086):2287-2303.
104. Wollenberg A, Beck LA, Blauvelt A, et al. Laboratory safety of dupilumab in moderate-to-severe atopic dermatitis: results from three phase III trials (LIBERTY AD SOLO 1, LIBERTY AD SOLO 2, LIBERTY AD CHRONOS). Br J Dermatol. 2019 Aug 13. doi: 10.1111/bjd.18434.
105. Weidinger S, Beck LA, Bieber T, Kabashima K, Irvine AD. Atopic dermatitis. Nat Rev Dis Primers. 2018 Jun 21;4(1):1.

아토피, 당신 탓이 아닙니다
100가지 의학 연구로 밝혀낸 아토피 치료의 오해와 진실

초판 발행일	2025년 6월 23일
펴낸곳	현익출판
발행인	현호영
지은이	오츠카 아츠시
옮긴이	박수현
편 집	심미정, 황현아
디자인	STUDIO 보글
주 소	서울특별시 마포구 월드컵북로58길 10, 더팬빌딩 9층
팩 스	070.8224.4322
ISBN	979-11-94793-06-9

SEKAISAIKO NO EVIDENCE DE YASASHIKU TSUTAERU
SAISHINIGAKU DE ICHIBAN TADASHII ATOPY NO NAOSHIKATA
by ATSUSHI OTSUKA

Copyright © 2020 ATSUSHI OTSUKA
Korean translation copyright ©2025 by UX REVIEW
All rights reserved.

Original Japanese language edition published by Diamond, Inc.
Korean translation rights arranged with Diamond, Inc.
through Eric Yang Agency, Inc.

이 책의 한국어판 저작권은 에릭양 에이전시를 통해
저작권자와 독점 계약한 골드스미스에 있습니다.
저작권법에 의해 한국 내에서 보호를 받는 저작물이므로 무단전재와 복제를 금합니다.

- 현익출판은 골드스미스 출판그룹의 일반 단행본 출판 브랜드입니다.
- 출판사의 허가 없이 본 도서를 편집 또는 재구성할 수 없습니다.
- 잘못 만든 책은 구입하신 서점에서 바꿔 드립니다.

좋은 아이디어와 제안이 있으시면 출판을 통해 가치를 나누시길 바랍니다.
uxreviewkorea@gmail.com